Hefte zur Unfallheilkunde
Beihefte zur Zeitschrift „Unfallheilkunde/
Traumatology"
Herausgegeben von J. Rehn und L. Schweiberer

137

H. Jahna H. Wittich
H. Hartenstein

Der distale
Stauchungsbruch
der Tibia

Ergebnisse von 583 frischen Fällen

Mit 106 Abbildungen

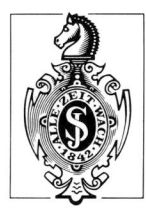

Springer-Verlag
Berlin Heidelberg New York 1979

Reihenherausgeber

Prof. Dr. Jörg Rehn, Chirurgische Klinik und Poliklinik
der Berufsgenossenschaftlichen Krankenanstalten „Bergmannsheil"
Hunscheidtstraße 1, D-4630 Bochum

Prof. Dr. Leonhard Schweiberer, Direktor der Abteilung für Unfall-
chirurgie der Chirurgischen Universitätsklinik, D-6650 Homburg/Saar

Autoren

Prim. Dr. Heinrich Jahna
AUVA-Arbeitsunfallkrankenhaus, Kundratstraße 37, A-1120 Wien

Dr. Helmut Wittich
Unfallkrankenhaus Meidling, Kundratstraße 37, A-1120 Wien

Dr. Horst Hartenstein
Unfallkrankenhaus Meidling, Kundratstraße 37, A-1120 Wien

ISBN 3-540-09435-0 Springer-Verlag   Berlin-Heidelberg-New York
ISBN 0-387-09435-0 Springer-Verlag   New York-Heidelberg-Berlin

CIP-Kurztitelaufnahme der Deutschen Bibliothek.

Jahna, Heinrich: Der distale Stauchungsbruch der Tibia: Ergebnisse von 583 frischen Fällen / H. Jahna; H. Wittich,
H. Hartenstein. – Berlin, Heidelberg, New York: Springer, 1979.
   (Hefte zur Unfallheilkunde; H. 137)
   ISBN 3-540-09435-0 (Berlin, Heidelberg, New York) brosch.;
   ISBN 0-387-09435-0 (New York, Heidelberg, Berlin) brosch.
   NE: Hartenstein, Horst; Wittich, Helmut:

Druck und Buchbinderarbeiten: Oscar Brandstet er Druckerei KG, 6200 Wiesbaden.

2124/3140-543210

Inhaltsverzeichnis

Einleitung 1

A.   **Allgemeiner Teil** 2

1   Unfallhergang 2

2   Bruchformen 3
2.1   Morphologische Brucheinteilung nach Trojan-Jahna 3
2.1.1 Fissuren im Gelenk (Gruppe I) 3
2.1.2 Brüche von vorderen Schienbeinkeilen (Gruppe II) 4
2.1.3 Ausbrüche eines kleinen vorderen lateralen Keiles mit
       zentraler Subluxation des Sprungbeines (Gruppe III) 4
2.1.4 Bruch der vorderen und hinteren Schienbeinhälfte
       (Gruppe III) 5
2.1.5 Varus- oder Supinationsbrüche (Gruppe V) 6
2.1.6 Trümmerbrüche (Gruppe VI) 6
2.1.7 Sonderbruchformen (Gruppe VII) 7
2.2   Die Schweregradeinteilung nach Rüedi, Matter
       und Allgöwer 7

3   Zustand des Gelenkes im Primärröntgen 8
3.1   Gelenk ohne Verschiebung und Stufe 8
3.2   Stufen im Gelenk ohne Subluxation des Sprungbeines 8
3.3   Stufen im Gelenk mit Subluxation des Sprungbeines 9
3.4   Regellose Verwerfung der Gelenksfläche mit und
       ohne Subluxation des Sprungbeines 9
3.5   Neue Einteilung in Schweregrade nach Jahna, Wittich,
       Hartenstein 9

4   Primäre Seitenverschiebung 9

5   Primäre Achsenknickung 11

6   Behandlung von geschlossenen Frakturen 11
6.1   Konservative Behandlung 11
6.1.1 Gipsverband allein 11
6.1.2 Percutane Bohrdrahtfixation und Oberschenkel-
       gipsverband 11
6.1.3 Gezielter Fersenbeindraht, Reposition, Dauerzug,
       später Oberschenkelgehgips 12
6.1.4 Gezielter Fersenbeindraht, Reposition, percutane Bohr-
       drahtfixation, Dauerzug, später Oberschenkelgehgips-
       verband 27

6.2	Geschlossene Brüche – Osteosynthesen	27
6.2.1	Unsere Indikation	27
6.2.2	Offene Reposition und Bohrdrähte	28
6.2.3	Offene Reposition und Schrauben	30
7	Behandlung von offenen Frakturen	31
8	Primäre Arthrodese	33
9	Infektionen	39
9.1	Infektionen durch den Extensionsdraht	39
9.1.1	Leichte Infektion durch den Extensionsdraht	39
9.1.2	Schwere Infektion durch den Extensionsdraht	39
9.2	Infektion nach Osteosynthesen	41
9.2.1	Oberflächliche Wundinfektion (Stichkanaleiterungen)	42
9.2.2	Hautnekrosen leicht (ohne Notwendigkeit der Plastik)	42
9.2.3	Hautnekrosen schwer (mit Notwendigkeit einer Plastik) und andere Weichteilinfektionen	42
9.2.4	Osteitis (Sequestrotomie)	42
9.2.5	Amputation als Infektionsfolge	42
10	Nachbehandlung	45
11	Sekundäre Operationen	46
11.1	Knochenabmeißelung	46
11.2	Fibulaosteotomie	47
11.3	Sekundäre Arthrodese	48
B.	**Spezieller Teil**	51
I	*Behandlung und Behandlungsergebnisse*	51
1	Zahl der Fälle	54
2	Geschlossene – offene Frakturen	55
3	Arbeitsunfälle – Privatunfälle – alle Unfälle – davon Sportunfälle	55
4	Alter der Verletzten	55
5	Unfallhergang	56
5.1	Zum Vergleich die Zahlen über den Unfallhergang bei Rüedi etc. und Heim etc.	56
6	Nebenverletzungen	57
6.1	Nebenverletzungen der gleichen Extremität	57
6.2	Andere Nebenverletzungen	58
6.3	Alle Nebenverletzungen	58
7	Morphologische Brucheinteilung der distalen Stauchungsbrüche nach Trojan und Jahna	59

8   Einteilung in Schweregrade nach Rüedi, Matter und
       Allgöwer 60

9   Zustand des Gelenkes im Primärröntgen 60

10   Zustand des Gelenkes im Primärröntgen – Schweregrad-
       einteilung nach Jahna, Wittich und Hartenstein 61

11   Vergleich der Schweregradeinteilung nach Rüedi etc.
       mit unserer Schweregradeinteilung 62

12   Ausmaß der Seitenverschiebung im Primärröntgen 63

13   Konservative und operative Behandlung 64
13.1   Konservative und operative Behandlung unserer Fälle
       und Brucheinteilung nach Trojan-Jahna 65
13.2   Konservative und operative Behandlung unserer Fälle und
       Schweregradeinteilung nach Rüedi, Matter und Allgöwer 66
13.3   Konservative und operative Behandlung, Schweregrad-
       einteilung nach Jahna, Wittich und Hartenstein 66
13.4   Todesfälle 66

14   Infektion   67
14.1   Infektion durch den Fersenbeindraht 67
14.2   Andere Infektionen 68

15   Sekundäre Operationen 69

16   Repositionsergebnis im Gelenk bei Behandlungsabschluß 69
16.1   Repositionsergebnis des Gelenkes bei Behandlungs-
       abschluß 70
16.2   Repositionsergebnis am Gelenk bei Behandlungsabschluß
       in Abhängigkeit vom Schweregrad nach Rüedi und
       Mitarbeiter 71
16.3   Repositionsergebnis am Gelenk bei Behandlungsabschluß
       in Abhängigkeit vom Schweregrad nach Jahna,
       Wittich und Hartenstein 71

17   Achsenknickungen bei Behandlungsabschluß 72

18   Ausmaß der Seitenverschiebung am Schienbein bei
       Behandlungsabschluß 73

19   Gesamtauswertung der Behandlungsergebnisse im
       Röntgen 73
19.1   Gesamtauswertung der Behandlungsergebnisse
       Geschlossene Fälle – offene Fälle – alle Fälle –
       Sportunfälle 75
19.2   Unsere Schweregradeinteilung und Behandlungs-
       ergebnisse 77

20   Bruchheilung 79

II	*Nachuntersuchungsergebnisse*	85
1	Zahl der Nachuntersuchungen	88
2	Zeitpunkt der Nachuntersuchung und Alter bei der Nachuntersuchung	88
3	Befragung der Nachuntersuchten	88
3.1	Auswertung der Befragung von 316 nachuntersuchten Patienten mit frischen distalen Stauchungsbrüchen der Tibia, davon 88 Sportunfälle nach Rüedi, Matter und Allgöwer	89
3.2	Punkteauswertung dieser Befragung	92
3.3	Auswertung unserer Befragung bezogen auf Schwere-gradeinteilung nach Rüedi etc.	94
3.5	Literaturvergleich (z.T. nach Rüedi)	95
4	Klinische Nachuntersuchung	95
4.1	Beweglichkeit des unteren Sprunggelenkes	95
4.2	Beweglichkeit des oberen Sprunggelenkes	97
4.3	Schwellung der Knöchelgegend	99
4.4	Muskelschwund der Wade	101
4.5	Zusammenfassende Klassifizierung aller klinischen Befunde (auf ganze Prozente gerundet)	103
5	Röntgenologische Nachuntersuchung	104
5.1	Pseudarthrosen	104
5.2	Arthrosen	105
5.2.1	Einfluß des Nachuntersuchungszeitpunktes auf die Arthrose	106
5.2.2	Arthrosen von 344 verwertbaren Fällen. Geschlossene Brüche – offene Brüche – alle Brüche – Sportunfälle	108
5.2.3	Unfallhergang – Schwere der Arthrose	111
5.2.4	Schwere der Arthrosen – nicht versicherte Unfälle – versicherte Arbeitsunfälle	115
5.2.5	Schweregradeinteilung nach Rüedi etc.	115
5.2.6	Arthrose und neue Schweregradeinteilung nach Jahna, Wittich und Hartenstein	117
5.2.7	Zustand des Gelenkes bei Behandlungsabschluß (Repositionsergebnis) und Arthrose	119
C.	**Zusammenfassung**	127
D.	**Literaturverzeichnis**	131
E.	**Sachverzeichnis**	135

Einleitung

Behandlung und Nachuntersuchungsergebnisse von 583 frischen Stauchungsbrüchen am distalen Schienbeinende (davon 77 offene Frakturen)

In den Jahren von 1926–1953 kamen im Unfallkrankenhaus Wien XX (Leiter: Prof. Dr. Lorenz Böhler) 330 intraarticuläre Stauchungsbrüche des distalen Schienbeinendes zur Behandlung und Beobachtung (davon waren 191 frisch und 139 veraltet). Mit Trojan habe ich diese Fälle bearbeitet und wir konnten 214 Fälle klinisch und röntgenologisch nachuntersuchen.

Wir haben damals versucht aus der mannigfachen Zahl der Brucharten einige charakteristische Bruchtypen herauszuarbeiten. Nicht einbezogen wurden die Brüche beider Knöchel mit Ausbruch eines großen hinteren Schienbeinkeiles, die zu den Knöchelbrüchen gezählt wurden.

Aus den Schwierigkeiten, die bei der Behandlung auftraten, haben wir Modifikationen in der konservativen Behandlung eingeführt und die Operationsindikation etwas erweitert.

Diese Behandlungsart wurde dann im Unfallkrankenhaus Wien XII seit 1956 angewendet und lückenlos einheitlich durchgeführt. Bis Ende 1974 kamen in diesem Krankenhaus 583 frische distale Stauchungsbrüche zur Behandlung. Davon waren 506 geschlossene und 77 offene Frakturen. – Th. Rüedi, P. Matter und Allgöwer haben über 84 Frakturen dieser Art, U. Heim und M. Näsen über die Resultate von 128 Patienten berichtet. Von diesen Autoren wurde ausschließlich die stabile Osteosynthese der A.O. mit ihren Behandlungs- und Nachbehandlungsmethoden angewendet. –

Wir haben 1976 unsere 583 Fälle bearbeitet und nachuntersucht, um herauszufinden, ob unsere überwiegend konservative Behandlung noch Berechtigung hat. Besonders waren wir an Langzeitergebnissen dieser schweren Frakturen interessiert und wollten auch versuchen, das Arthroseproblem von den verschiedenen Seiten zu betrachten.

A. Allgemeiner Teil

1 Unfallhergang

Wir fanden bei unseren Fällen 5 Möglichkeiten der Unfallsentstehung:

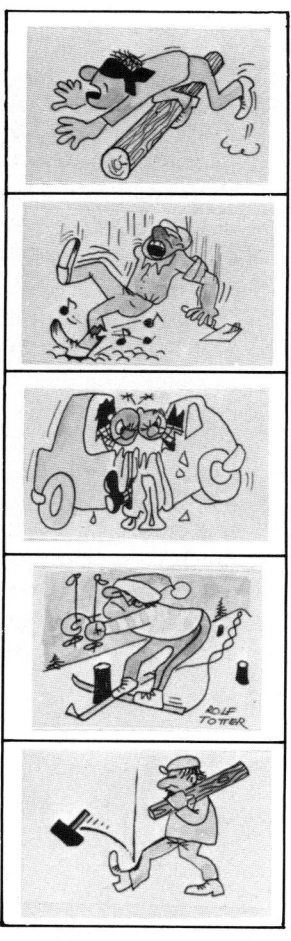

1. Stürze zu ebener Erde

2. Stürze aus der Höhe

3. Verkehrsunfälle

4. Sportunfälle, fast ausschließlich Skistürze

5. Das direkte Trauma, wo der distale Unterschenkel von einem schweren Gegenstand getroffen oder eingeklemmt wurde.

Wir glauben, daß das Unfallereignis einen entscheidenden Einfluß auf die Spätergebnisse hat, sind doch die distalen Unterschenkelbrüche Stauchungsbrüche, und die Schädigung des Knorpels und seiner ernährenden Zone könnte direkt proportional der Schwere der primären Gewalteinwirkung sein. Es ergibt sich daraus auch die Schwierigkeit des Vergleichs von verschiedenen Statistiken, denn eine Klinik, die in ihrer Mehrzahl Skiunfälle (Privatunfälle) zu behandeln hat, darf mit besseren Spätergebnissen rechnen als ein Krankenhaus, bei dem die Stürze aus der Höhe überwiegen (Arbeitsunfälle). Meist wird sich auch ein Unterschied in der Häufigkeit der offenen Frakturen ergeben. Bei Skisturz ist der offene distale Bruch sehr selten, beim Sturz aus der Höhe und beim direkten Trauma aber relativ häufig. Gerade der offene distale Stauchungsbruch gehört aber zu den schwersten offenen Brüchen überhaupt. Die stark geschädigte und gequetschte Haut bringt die große Gefahr von Wundheilungsstörungen.

2 Bruchformen

Die distalen Schienbeinbrüche entstehen fast ausschließlich durch Stauchung. Dabei ist es für die Bruchform von Bedeutung, in welcher Stellung der Fuß im oberen Sprunggelenk im Moment des Traumas steht. Dorsalflexion des Fußes lassen eher vordere Keile entstehen, Plantarflexion hintere Keile. Steht der Fuß senkrecht zur Unterschenkelachse, so entstehen durch die Stempelwirkung des Sprungbeines vordere und hintere Keile. Ebenso kann auch die Pronation im unteren Sprunggelenk mehr laterale Keilbildung und Valgusstellung und die Supination mediale Keile und Varusstellung erzeugen. Es können Drehmechanismen mitwirken, die lange Spiralbrüche und einzelne bis zahlreiche Keile ausbrechen lassen, oder auch die Biegungsbrüche supramalleolär (Schuhrandbruch !) sind nicht selten und führen häufig zu entsprechenden Trümmerzonen.

2.1 Morphologische Brucheinteilung nach Trojan-Jahna

Schon bei der mehrmaligen Durchsicht der Fälle des Unfallkrankenhauses Wien XX gemeinsam mit Trojan haben wir eine Reihe immer wiederkehrender Bruchtypen gefunden, die wir der Form nach eingeteilt haben, wobei wir bei der Behandlung vor allem die verschiedene Lage seiner Keile und der Richtung der Verschiebung des Sprungbeines beurteilt haben ohne die Schwierigkeiten während der Behandlung zu berücksichtigen. Es fanden sich dabei folgende Formen:

2.1.1 Fissuren im Gelenk (Gruppe I) (Abb. 1, 2)

Es sind dies die einfachsten Verletzungen.
   Ein oder mehrere Bruchspalten ziehen ins Gelenk. Es besteht aber keine Verschiebung der Gelenkfläche. Wir haben, da wir das Gelenk in den Mittelpunkt der Behandlung stellten auch Fälle in diese Gruppe gerechnet, die z.B. supramalleoläre Keilausbrüche und Trümmerzonen zeigten. Sicher hat dabei unbewußt auch die Tatsache eine Rolle gespielt, daß bei konservativer Behandlung bei intakter unverschobener Gelenksfläche, die Behand-

lung der Trümmerzonen in der Regel keine Schwierigkeiten mit sich bringt, bei operativer Behandlung hingegen Probleme aufwerfen kann.

2.1.2 Brüche von vorderen Schienbeinkeilen (Gruppe II)
(Abb. I u. Fälle Abb. 25, 27, 46, 49, 62)

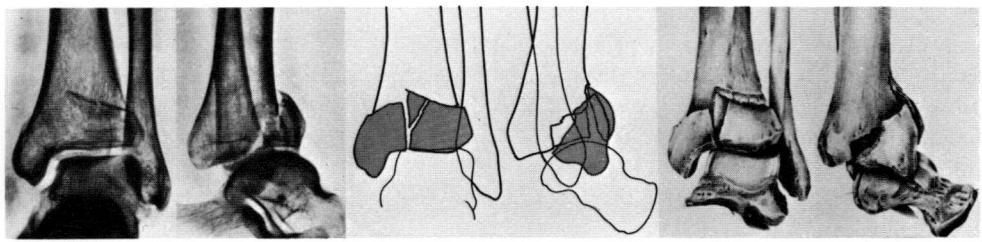

Abb. I. Gruppe II: Vordere Keile

Es sind dabei 1–3 Keile aus der vorderen Schienbeinhälfte ausgebrochen. Meist ist ein großer lateraler Keil und ein zweiter medialer Keil mit dem Innenknöchel frakturiert. Impressionen bleiben häufig in der Richtung der primären Gewalteinwirkung nach zentral stehen, sie werden von der Spongiosa festgehalten, während die Keile und das Sprungbein in ihre ursprüngliche Lage zurückgleiten können. (Abb. 46 re., Abb. 49) Die Keile können ohne Verschiebung an richtiger Stelle liegen, (Schweregrad I) es kann zu einer Stufenbildung in der Frontalebene, in der Sagitalebene und auch in beiden Ebenen kommen (Schweregrad II) und schließlich kann der Fuß mit dem Sprungbein nach vorne zentral subluxiert oder luxiert sein. (Schweregrad III) Ist die Gewalteinwirkung stärker und der Knochen brüchiger, so kann eine prognostisch ungünstige Untergruppe entstehen, *die Zertrümmerung der vorderen Schienbeinhälfte.*

2.1.3 Ausbrüche eines kleinen vorderen lateralen Keiles mit zentraler Subluxation des Sprungbeines (Gruppe III)
(Abb. II und Fälle Abb. 33, 50, 63, 65, 66, 67, 68, 69, 70, 71, 72)

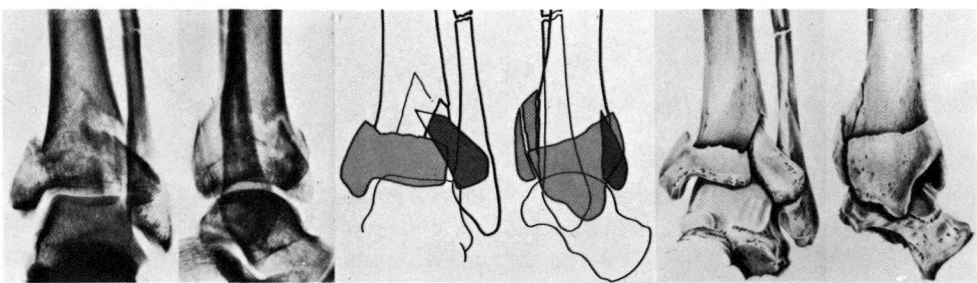

Abb. II. Gruppe III: Vorderer lateraler Keil mit zentraler Subluxation des Sprungbeines

Das Röntgenbild zeigt einen Drehbruch am distalen Schienbeinende, der ins obere Sprunggelenk reicht, und die medial hintere Hälfte bis 2/3 der distalen Schienbeingelenksfläche umfaßt, der laterale Anteil des distalen Schienbeinendes ist in Form eines kleinen vorderen Keiles ausgebrochen und mit dem Wadenbein in Zusammenhang geblieben. Dieses ist häufig unverletzt. (Abb. 50, 65, 67, 68) Das Sprungbein ist mit dem größten medialen Hauptbruchstück des Schienbeines im Sinne eines Drehstauchungsmechanismus bei den schweren Fällen nach zentral subluxiert, sodaß im Gelenk gegenüber dem kleinen vorderen Keil eine Stufe von einigen Millimetern bis zu einem Zentimeter und mehr entsteht. Manchmal ist am Ende der Drehspirale im Schaftbereich medial hinten ein kleinerer oder größerer Drehkeil ausgebrochen und durch die Subluxation herausgedrängt und verschoben. Bei idealer Reposition kommt er wieder an richtige Stelle zu liegen.

Der kleine vordere laterale Keil ist meist im Seitenbild gut sichtbar, da er bei Fällen mit Subluxation aus dem Gelenk herausgedrängt zu sein scheint. (Abb. 65, 67) Dieser Keil steht in normaler Höhe zum Wadenbein, während der mediale Anteil nach zentral subluxiert ist. Die Subluxation ist im Röntgenbild auch daran zu erkennen, daß die äußere Knöchelspitze tiefer zu stehen scheint als normal, bzw. der Höhenabstand der Außen- zur Innenknöchelspitze größer ist. (Abb. 68) Die Diagnose dieser Fälle bereitet manchmal Schwierigkeiten. Das Hauptaugenmerk richtet sich auf den Drehbruch des Schienbeins und die Subluxation bleibt unbeachtet. Man muß bei Verdacht auf diese Verletzung Röntgenbilder machen, die genau auf das obere Sprunggelenk und nicht auf den Schaft eingestellt sind und so die Subluxation klar erkennen lassen. Die Verrenkung wird besonders leicht übersehen, wenn der vordere laterale Keil klein ist und die Subluxation nur wenige Millimeter beträgt.

Wenn auch die größte Anzahl dieser Bruchtypen lange Drehbrüche sind, so kann doch manchmal ein Biegungsmechanismus oder direktes Trauma wirksam werden. Hier kann der kleine vordere Keil besonders leicht übersehen werden.

2.1.4 Bruch der vorderen und hinteren Schienbeinhälfte (Gruppe IV)
(Abb. III und Fälle Abb. 11, 14, 15, 16, 17, 19, 21, 32, 34, 36, 52, 53, 54, 55, 74, 75, 76, 77, 78, 79, 80)

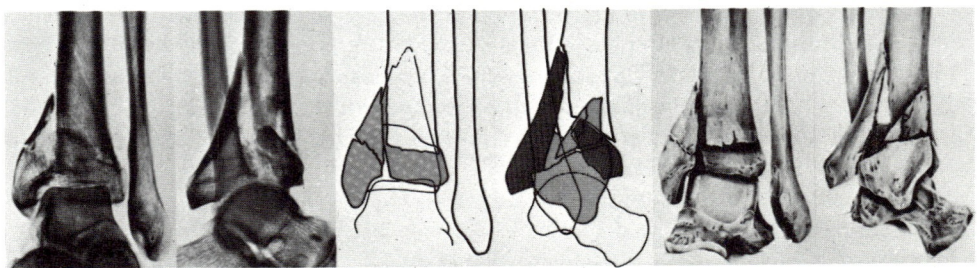

Abb. III. Gruppe IV: Vordere und hintere Hälfte

Wir konnten entsprechend dem Entstehungsmechanismus zwei Grundtypen finden:

Die eine ist gewissermaßen eine Fortsetzung unserer zweiten Bruchgruppe (2 vordere Schienbeinkeile). Durch starke Dorsalflexion im oberen Sprunggelenk bricht ein größerer vorderer lateraler Schienbeinkeil und ein zweiter medialer mit dem inneren Knöchel aus.

6

(Abb. 17) Durch Fortwirken der Gewalt bricht dann auch die hintere Schienbeinhälfte in Form eines großen hinteren Keiles aus, sodaß die vordere und hintere Hälfte gebrochen ist. In vielen Fällen sieht man auch wieder die zentrale Impression im mittleren Anteil der distalen Schienbeingelenksfläche, die einen Hinweis auf den Entstehungsmechanismus gibt. Das Sprungbein ist nach vorne und zentral subluxiert, kann aber auch manchmal unverschoben an richtiger Stelle stehen. – Die Bruchstücke selbst sind meist eher kurz, wie bei den vorderen Keilen (Abb. 17).

Bei der anderen Bruchform handelt es sich um T und Y-Brüche. Sie entstehen durch die Stempelwirkung des Sprungbeines, wenn der Fuß beim Aufprall in Mittelstellung zwischen Dorsal- und Plantarflexion steht. Die Bruchstücke sind gegeneinander gekippt und länger als bei der ersten Form. Das Sprungbein ist nach zentral subluxiert, manchmal nach vorne oder hinten, nach medial oder lateral. (Abb. 19)

2.1.5 Varus- oder Supinationsbrüche (Gruppe V)
(Abb. IV und Fälle Abb. 4, 8, 20, 24, 26, 28, 29, 30, 31, 43, 56, 57, 81, 82, 83, 84, 85, 86, 87, 88, 89)

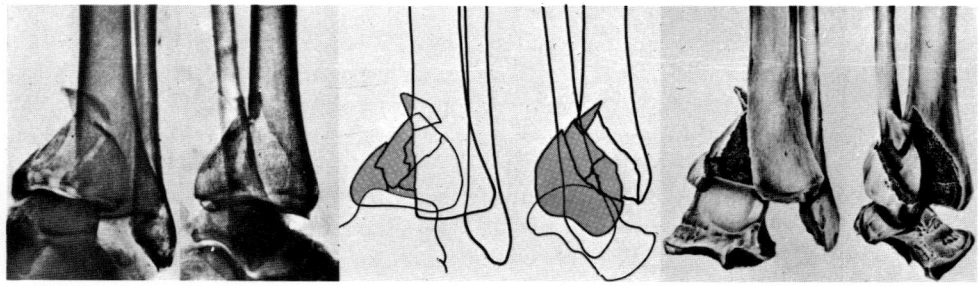

Abb. IV. Gruppe V: Supinationsformen

Das distale Schienbeinende ist in mehrere Bruchstücke gebrochen. Dabei läßt sich meist ein Hauptbruchstück, das den Innenknöchel mit einem Teil der distalen Schienbeingelenksfläche umfaßt, besonders gut erkennen. Bei diesem Stück zieht die Bruchfläche wie beim Supinationsbruch parallel oder fast parallel zum Schienbein. Das Sprungbein steht in Varusstellung und ist bei den schweren Formen nach zentral medial subluxiert. (Abb. 87, 88) Manchmal ist auch ein zentraler Anteil der distalen Schienbeingelenksfläche in Form der Varusstellung imprimiert. (Abb. 26)

Die Bruchform ist im AP-Röntgen immer leichter zu erkennen als im Seitenbild. Nicht selten fehlt die Zersplitterung der distalen Schienbeingelenksfläche und es sind nur ein oder zwei große mediale Keile im Sinne der Supination ausgebrochen und mit dem Sprungbein nach zentral medial verschoben, während das Hauptmassiv des distalen Schienbeines unverletzt geblieben ist.

7

2.1.6 *Trümmerbrüche* (Gruppe VI)
(Abb. V und Fälle Abb. 7, 9, 10, 12, 13, 37, 38, 39, 58, 90, 91, 92, 93, 94, 95)

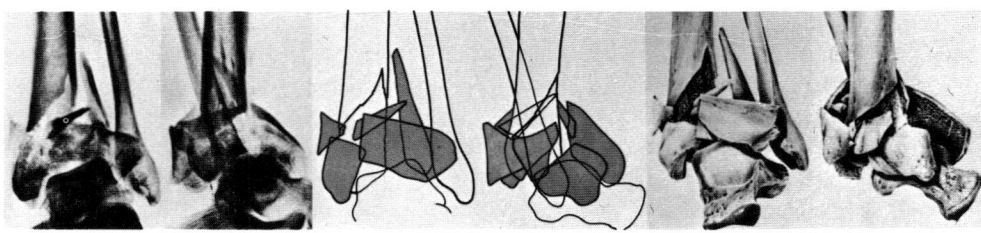

Abb. V. Gruppe VI: Regellose Trümmerbrüche

In dieser Gruppe wurden alle schweren Zertrümmerungen des distalen Schienenbeinendes zusammengefaßt. Es lassen sich bei manchen von diesen Fällen einzelne Elemente der Hauptgruppen nachweisen (Abb. 10), doch sind die Zertrümmerungen meist so schwer, daß die Einordnung in eine der angeführten Gruppen nicht möglich ist.

2.1.7 *Sonderbruchformen* (Gruppe VII)
(Abb. 59)

In dieser Gruppe haben wir schließlich noch die Fälle gereiht, die sich in den angeführten Bruchformen nicht unterbringen ließen. (z.B. Spaltbrüche in der Sagitalebene und andere).

2.2 *Die Schweregradeinteilung nach Rüedi, Matter und Allgöwer*

Während unsere Brucheinteilung im wesentlichen einer morphologischen Beschreibung entspricht, haben sich Rüedi, Matter und Allgöwer bemüht, diese Brüche in drei Schweregrade einzuteilen.

		Punkte
Pilon tibial:	Kriterien für die Bewertung des Schweregrades nach Rüedi, Matter und Allgöwer	
Tibia:	Frakturlinie ins Gelenk	5
	Klaffen und Dislokation der Fragmente	5
	Einfache Stufenbildung der Gelenksfläche	15
	Mehrfache Stufenbildung der Gelenksfläche	20
	Verkürzung und Defekt der Tibia	10
Fibula:	Quer-oder einfache Schrägfrakturen	5
	Trümmerfrakturen	10
	Keine Fraktur, aber Syndesmosenriß	5
Summe:	Schweregrad I	0–20
	II	25–35
	III	40–50

Sie haben acht Kriterien herausgearbeitet, die ihnen für die Beurteilung des Schweregrades des Pilon tibial wichtig erschienen und punktemäßig klassifiziert. Dabei bestehen für die Tibia fünf Kriterien und für die Fibula drei Kriterien. Insgesamt somit 50 Punkte.

Diese Einteilung gibt eine recht gute Orientierung über den Schweregrad. Die Auswertung der Fälle in der Praxis ist allerdings nicht immer einfach und bedarf einiger Einübung. Wir haben sie für unsere 583 Fälle übernommen und im Zusammenhang mit verschiedenen anderen Parametern eingesetzt. Man muß sich allerdings im Klaren sein, daß die Schweregradeinteilung nach Rüedi nicht nur die Schwere der Fraktur, das heißt vor allem die Zerstörung der Gelenksfläche beurteilt, sondern vor allem die Schwierigkeit, die der Operateur für eine stabile Osteosynthese zu erwarten hat und die bei konservativer Behandlung häufig nicht gegeben ist.

Beispiel: Bruch der vorderen und hinteren Schienbeinhälfte mit Klaffen der Bruchstücke (5 Punkte) mit einfacher Stufe im Gelenk (15 Punkte) und supramalleolärer Trümmerzone (10 Punkte) und Trümmerfraktur der Fibula (10 Punkte). Es müßte mit 40 Punkten der Gruppe Schweregrad III eingestuft werden. Die Behandlung ist aber bei richtig durchgeführter konservativer Therapie denkbar einfach, die Prognose gut.

Heim und Näser haben eine vereinfachte Klassifizierung der Pilon Tibial-Frakturen angegeben. Sie unterscheiden:
a) Trümmerfrakturen;
b) Stückfrakturen ohne Spongiosadefekt:
c) Übergangsfrakturen zu Malleolarfrakturen vom Aduktionstyp mit Impression der antero-medialen Gelenksfläche.
Wir haben diese Einteilung in unserer Untersuchung nicht berücksichtigt.

3 Zustand des Gelenkes im Primärröntgen

Bei den distalen Stauchungsbrüchen, ist das Entscheidende, den Zustand, in dem das Gelenk durch das Unfallereignis gebracht wurde, richtig zu erfassen und genau zu beurteilen. Er ist das Spiegelbild der Schwere des Unfalles. Die Rekonstruktion wird je nach dem Zustand der Gelenksfläche einfach bis unmöglich sein. Schließlich ist auch ein unmittelbarer Zusammenhang mit der Schwere der Arthrosen zu erwarten.

Wir haben folgende Unterscheidungen getroffen:

3.1 Gelenk ohne Verschiebung und Stufe

Dazu haben wir alle Fissuren gerechnet aber auch Frakturen mit leichter Diastase ohne Stufenbildung. Auch kleine zentrale Impressionen (2–3 mm breit) wurden noch dazu gerechnet, ebenso Brüche ins Gelenk ohne Verschiebung mit supramalleolären Trümmerzonen und Diastasen. (Abb. 14)

3.2 Stufen im Gelenk ohne Subluxation des Sprungbeines (z.B. Abb. 11)

In unserer genauen Codeauswertung haben wir hier noch Stufen von 1–5 mm und über 5 mm Größe unterschieden. Diese beiden Untergruppen mußten aber bei der Auswertung zusammengezogen werden, da die Zahlen zu gering waren um signifikante Schlüsse zu ziehen.

Wir haben hierher auch größere zentrale Impressionen gerechnet. Eine Stufe ohne Subluxation sagt, daß der tragende Teil des Gelenkes noch erhalten ist und der Fuß deshalb noch mit dem Sprungbein an richtiger Stelle steht.

3.3 Stufen im Gelenk mit Subluxation des Sprungbeines (z.B. Abb. 4)

Ähnlich wie in der Vorgruppe haben wir auch hier in unserer Codeauswertung Subluxationen von 5 mm und über 5 mm unterschieden. Die Subluxation des Sprungbeines ist immer ein Zeichen dafür, daß ein tragender Teil des Gelenkes gebrochen ist, oder das Sprungbein sich durch die Schwere des Traumas zwischen kleineren Fragmenten eingeklemmt hat und durch diese am Zurückgleiten in die richtige Lage gehindert wird.

3.4 Regellose Verwerfung der Gelenksfläche mit und ohne Subluxation des Sprungbeines

Der Zustand des Gelenkes entspräche im wesentlichen der Gruppe 6 unserer morphologischen Brucheinteilung, nämlich den regellosen Trümmerbrüchen. Dabei ist der Pilon tibial in zahlreiche Trümmer zerbrochen, die gegeneinander gekippt sein können. Große und kleinere Stufen sind die Regel, die Größe der Subluxation des Sprungbeines läßt sich oft schwer oder überhaupt nicht beurteilen und ist deshalb als Kriterium ausgeklammert. Da der Zustand des Gelenkes entscheidend für die Schwere dieser Verletzung ist, so liegt der Gedanke nahe, danach eine Einteilung in Schweregrade zu treffen. Wir haben die Gruppe: Stufe mit Subluxation des Sprungbeines und starke Gelenksverwerfung oder Zertrümmerung zusammengezogen und kamen zu folgender Gradeinteilung:

3.5 Neue Einteilung in Schweregrade (Abb. VI)

Keine Stufe	=	Schweregrad I
Stufe ohne Subluxation	=	Schweregrad II
Stufe mit Subluxation und starke Verwerfung oder Zertrümmerung	}	Schweregrad III

Diese Einteilung hat noch den Vorteil, daß sie einfach beurteilt werden kann. Sie berücksichtigt bewußt nicht den Bruchzustand außerhalb der Schienbeingelenksfläche, auch nicht die Wadenbeinfraktur. Man kann meist mit einem Blick sehen, welchem Schweregrad die Fraktur zuzuordnen ist. Die Gradeinteilung deckt sich häufig mit der Einteilung nach Rüedi, unterscheidet sich aber z.B. wenn im Gelenk keine Stufe oder eine supramalleoläre Trümmerzone besteht. Rüedi würde von der Gruppe II, wir von der Gruppe I sprechen.

4 Primäre Seitenverschiebung

Auch die primäre Seitenverschiebung ist ein Ausdruck für die Schwere des Traumas. So konnten wir schon mit Ender und Krotscheck vor Jahren die direkte Abhängigkeit der Festigungszeit des Unterschenkelschaftbruches bei konservativer Behandlung von der Größe der primären Seitenverschiebung nachweisen. Bei offenen Frakturen und dies gilt auch für den distalen Stauchungsbruch des Schienbeines, ist sie ein direkter Hinweis auf die

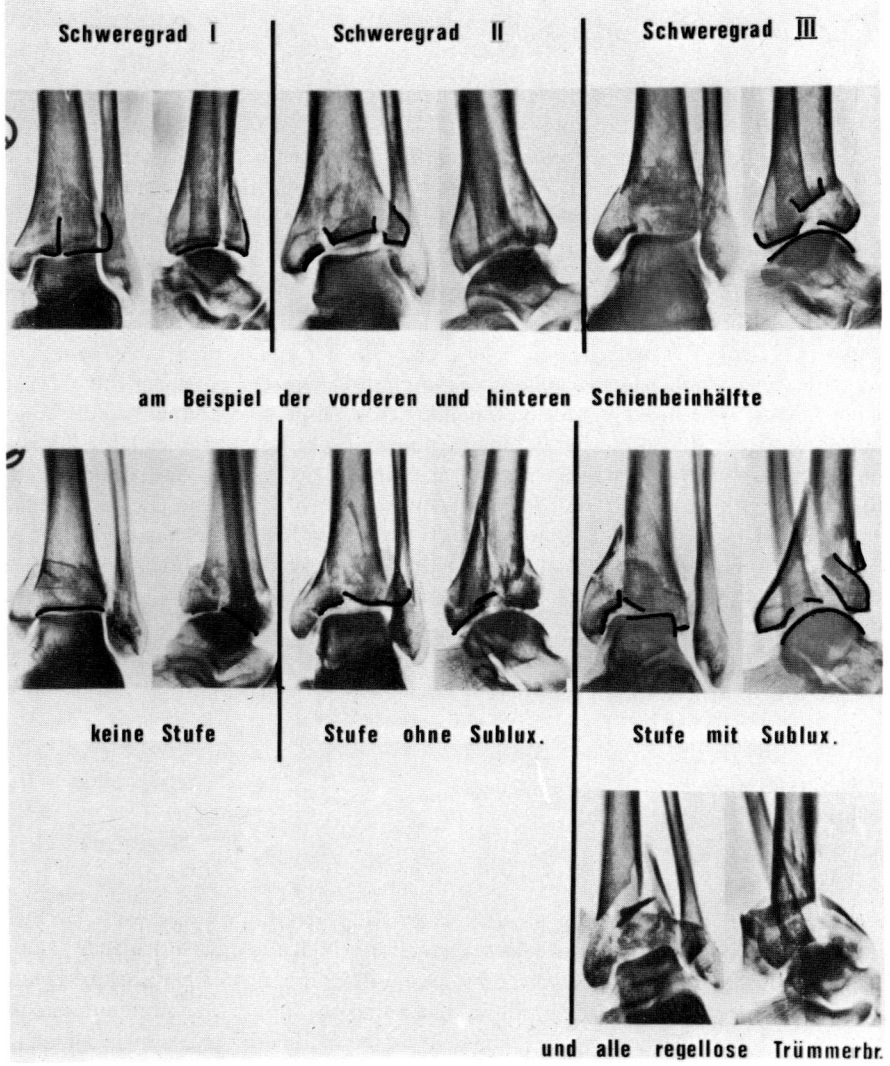

Abb. VI. Schweregradeinteilung am Beispiel der vorderen Keile und am Beispiel der Brüche der vorderen und hinteren Schienbeinhälfte

Schwere der Hautschädigung und somit indirekt auch ein Hinweis für eventuelle Gefahr von sekundärer Hautnekrose und Infektion.

Wir haben das Ausmaß der Seitenverschiebung daher bei jedem Fall genau beurteilt und in unseren Codeblättern festgelegt. Wir unterschieden 5 Möglichkeiten:

1. Keine Seitenverschiebung;
2. bis 1/4 Schaftbreite;
3. bis 1/2 Schaftbreite;
4. bis 3/4 Schaftbreite;
5. bis volle Schaftbreite und darüber.

5 Primäre Achsenknickung

Ihr kommt im Gegensatz zum Zustand des Gelenkes und der Größe der Seitenverschiebung im Primärröntgen keine so große Bedeutung zu, denn man kann durch bessere oder schlechtere Lagerung für die Aufnahme deutliche Änderungen herbeiführen, vor allem dann, wenn die Fraktur etwas zentraler reicht. Wir haben daher bewußt auf eine primäre Dokumentation verzichtet. Das Ergebnis bei Behandlungsabschluß wurde selbstverstänlich ausgewertet.

6 Behandlung von geschlossenen Frakturen

6.1 Konservative Behandlung

Wir haben die überwiegende Mehrzahl unserer Fälle konservativ behandelt und glauben, daß sich gute bis sehr gute Ergebnisse erzielen lassen. Es müssen allerdings viele kleine Details genau beachtet werden, und man muß die Gefahren dieser Behandlung kennen. Sehr wichtig ist es auch, daß man sich über die Grenzen einer konservativen Behandlung im Klaren ist, bzw. weiß, wo eine operative Stabilisierung eindeutig Vorteile bringt. Wir verwenden zur Zeit folgende Arten konservativer Behandlung:

6.1.1 Gipsverband allein
(Abb. 1,2)

Prinzipiell soll man auch einfache stabile distale Stauchungsbrüche nicht mit einem Unterschenkelgips, sondern mit einem Oberschenkelgips behandeln, der bis in die Mitte des Oberschenkels reicht. Dieser Verband muß primär gespalten sein. Nach ungefähr 5—7 Tagen wird er gegen einen geschlossenen Oberschenkelgipsverband ausgewechselt. Da es sich aber um Gelenksbrüche handelt, darf ein Gehbügel erst nach 4—6 Wochen angelegt werden, da es sonst auch bei Brüchen, die primär keine Verschiebung hatten, sekundär zur Stufenbildung kommen kann. Der Gips bleibt 8—10 Wochen. Geeignet für diese Behandlung sind nur Gelenksfissuren oder unverschobene stabile Brüche. Man kann sich leicht täuschen, vor allem bei großen primär unverschobenen Keilen, die trotz Gipsverband sekundär sich verschieben und zu unstabilen Verrenkungsbrüchen werden können. Wöchentliche Röntgenkontrollen sind auf jeden Fall angezeigt. Wenn wir uns über die Stabilität eines Keiles nicht im Klaren sind, verwenden wir daher gerne zusätzlich primär die einfache percutane Bohrdrahtfixation.

6.1.2 Percutane Bohrdrahtfixation und Oberschenkelgipsverband

Diese Methode ist besonders geeignet für große Keile (z.B. vordere Keile), die keine Verschiebung haben, wo aber doch im Gipsverband allein die Gefahr der sekundären Subluxation besteht. Unter Fernsehbildwandlersicht werden der oder die Keile mit 2—3 zwei-mm starken Bohrdrähten an das stabile Hauptbruchstück fixiert. Die Drähte werden entweder knapp an der Haut abgezwickt und mit einem kleinen Stößel versenkt, oder nach einer Stichincision umgebogen. Dann wird ein Oberschenkelgipsverband angelegt, der gespalten werden muß, und es wird wie in Absatz 6.1.1 weiterbehandelt.

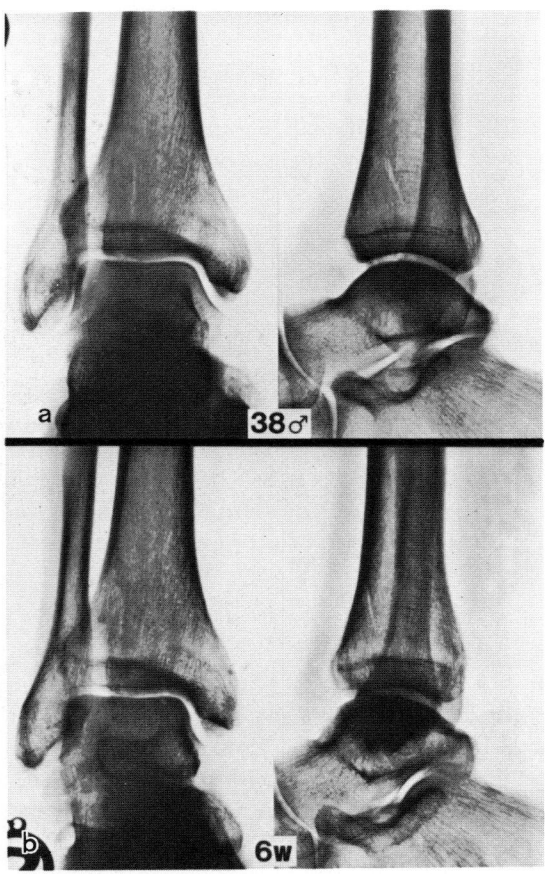

Abb. 1. a 39jähriger Geschäftsdiener, auf der Straße gestürzt. Distaler Unterschenkelbruch rechts. Bruchform: Fissur im Gelenk, Schweregrad I. Behandlung: Oberschenkelgipsverband für 6 Wochen, davon 4 Wochen kein Gehbügel, **b** Bei Gipsabnahme die Fraktur kaum noch zu erkennen

6.1.3 Gezielter Fersenbeindraht, Reposition, Dauerzug, später Oberschenkelgehgips (Abb. 6–10 u. viele andere)

Schon in den Jahren 1926–1953 wurde im Unfallkrankenhaus Wien XX beim distalen Unterschenkelbruch nach Reposition der Dauerzug verwendet.

Als wir mit Trojan die Bildserien durchsahen, sind uns aber immer wieder zwei Schwierigkeiten dieser Methoden aufgefallen. Es wurde wie bei der Behandlung der Unterschenkelschaftfraktur ein Fersenbeinnagel geschlagen, im Schraubenzug reponiert und ein Oberschenkelgipsverband angelegt und dann im Dauerzug für 5–6 Wochen behandelt. Beim distalen Stauchungsbruch des Unterschenkels besteht aber immer eine starke Weichteilschwellung. Es ist daher häufig schwierig, die Achse richtig zu beurteilen und man schlägt den Nagel in falsche Richtung. Dadurch ist aber eine achsengerechte Reposition sehr erschwert, wenn nicht unmöglich. Weiter zeigt sich, daß die Anlegung eines Oberschenkelgipses nach der primären Reposition zwar gewisse Vorteile bringt, aber der Dauerzug ist stark vermindert und vor allem wird eine Änderung der Zugrichtung unmöglich gemacht. Wir haben deshalb die Methode des gezielten Fersenbeindrahtes eingeführt. „Gezielt" nannten wir den Fersenbeindraht deshalb, weil wir ihn genau parallel zur Talusrolle im AP-Bild und auch seitlich an die genau vorbestimmte Stelle bohrten. Im einzelnen wird so vorgegangen: Nach Schmerzfreimachung durch Lokalanaesthesie werden genau auf das Sprunggelenk eingestellte Bilder gemacht. Diese werden nun analysiert und die Lage des Extensionsdrahtes je nach Bruchform bestimmt. Im AP-Bild muß er in der überwiegenden Mehrzahl der Fälle genau parallel zur Talusrolle liegen. Früher haben wir einen Zieldraht auf die Haut geklebt und mit einem Zielgitter seitlich die richtige Stelle bestimmt. (Abb. 56 d u. e) Mit dem Fersehbildwandler gelingt dies auch ohne Zielhilfsmittel.

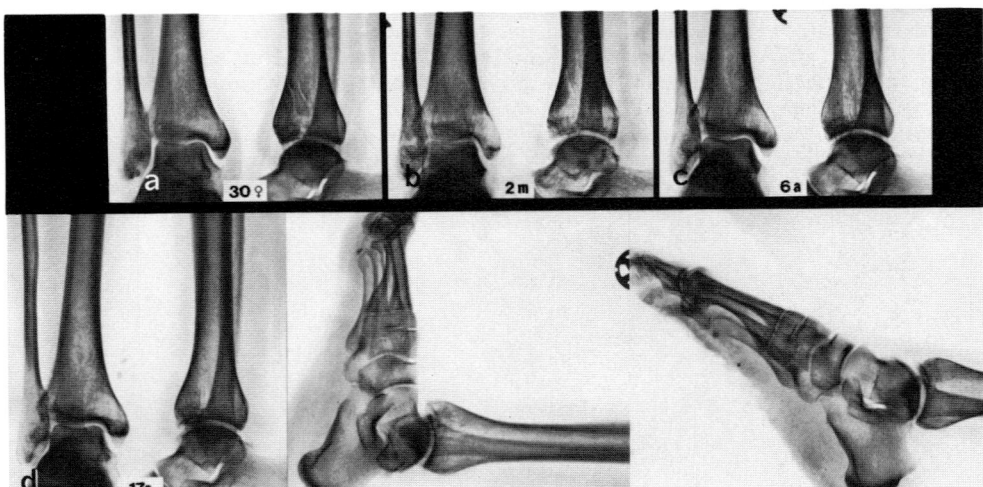

Abb. 2. a 30jährige Hilfsarbeiterin, Leitersturz. Distaler Schienbeinbruch links. Bruchform: Vorderer Keil, Schweregrad I (Keine Stufe). Behandlung: Oberschenkelgipsverband für 8 Wochen, b Röntgenkontrolle bei Gipsabnahme: achsengerecht geheilt, leichte Atrophie, c Röntgenkontrolle nach 6 Jahren: Keine Arthrose, d Bei der Nachuntersuchung nach 17 Jahren (Privatunfall) Auswertung der Befragung: Gut. Oberes Sprunggelenk frei, unteres Sprunggelenk 1/4 behindert. 1 cm Schwellung der Knöchelgegend, kein Muskelschwund. Keine Arthrose

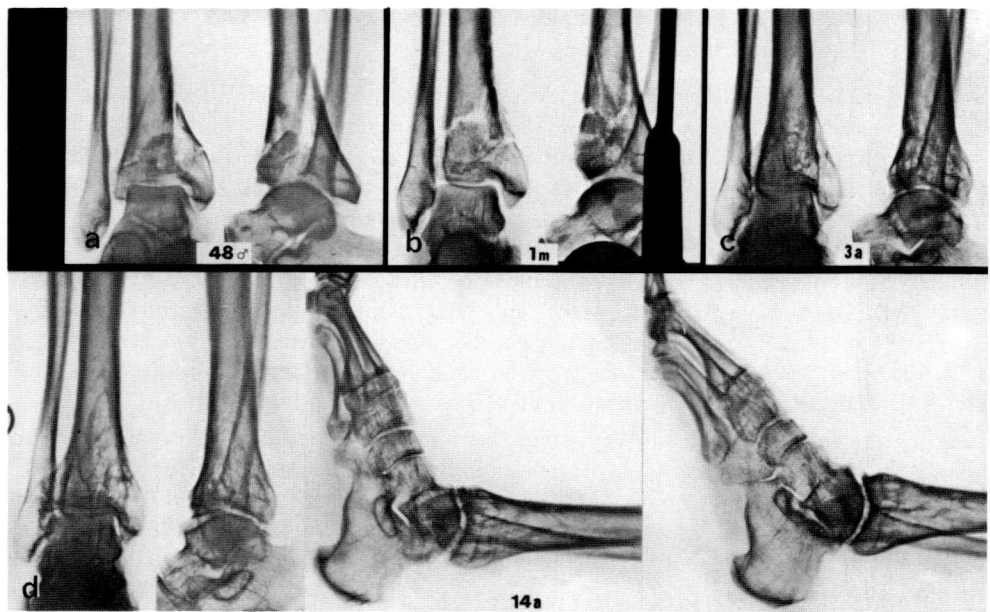

Abb. 3. a 48jähriger Traktorführer, Sturz aus 3 m Höhe. Distaler Schienbeinbruch rechts. Bruchform: Kombination von vorderer und hinterer Schienbeinhälfte mit Varusbruch, große zentrale Impression seitlich deutlich zu erkennen. Schweregrad III (Stufe mit starker Subluxation). Behandlung: Gezielter Fersenbeindraht, Reposition, Extension 5 kg, später 4 und 3 kg für 6 Wochen, dann Oberschenkelgips für weitere 8 Wochen, Gehbügel erst nach 8 Wochen, **b** Röntgenkontrolle in Extension nach 4 Wochen: der schwere Gelenksbruch hat sich gut eingestellt, die großen Anteile der vorderen und hinteren Schienbeinhälfte liegen richtig, durch die unverändert zentral verlagerte Impression sieht man den Defect in der Gelenksfläche, **c** Röntgenkontrolle nach 3 Jahren: Der Bruch achsengerecht, nahezu ideale Gelenksverhältnisse, der Impressionsdefekt hat sich aufgefüllt. Leichte Arthrose, **d** Bei der Nachuntersuchung nach 14 Jahren (Arbeitsunfall) Auswertung der Befragung: Mäßig. Oberes Sprunggelenk 30 Grad behindert, unteres Sprunggelenk 3/4 behindert, Knöchelgegend 1 cm verdickt, Muskelschwund an der Wade 1 cm. Mittelschwere Arthrose

▶

Abb. 4. a 24jähriger Schneider, Sturz beim Laufen. Distaler Schienbeinbruch rechts. Bruchform: Supinations- oder Varusbruch. Schweregrad III (Stufe mit Subluxation). Behandlung: Gezielter Fersenbeindraht, Reposition, Extension 5-3 kg für 6 Wochen, dann Oberschenkelgehgipsverband für weitere 8 Wochen, **b** Röntgenkontrolle nach der Reposition in Extension auf der Schiene: das Gelenk sehr gut reponiert, kein Varus, **c** Röntgenkontrolle nach 7 Monaten: callöse Heilung, achsengerecht ohne Stufe, **d** Bei der Nachuntersuchung nach 13 Jahren (Arbeitsunfall) Auswertung der Befragung: Gut. Oberes Sprunggelenk 30 Grad behindert, unteres Sprunggelenk 1/4 behindert. Knöchelgegend 2 cm verdickt. Wadenumfang 2 cm schwächer als links. Schwere Arthrose

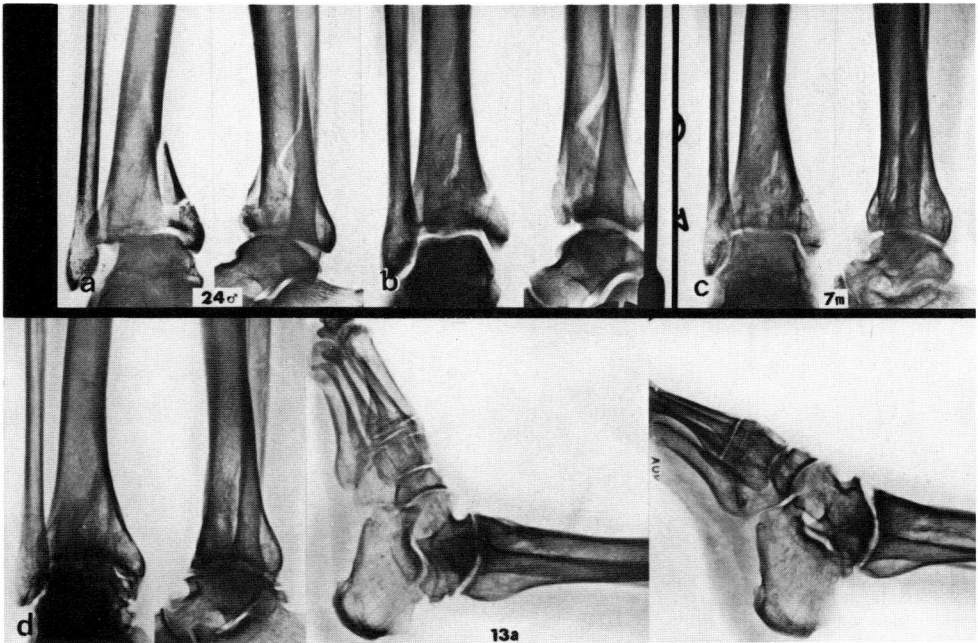

Abb. 4

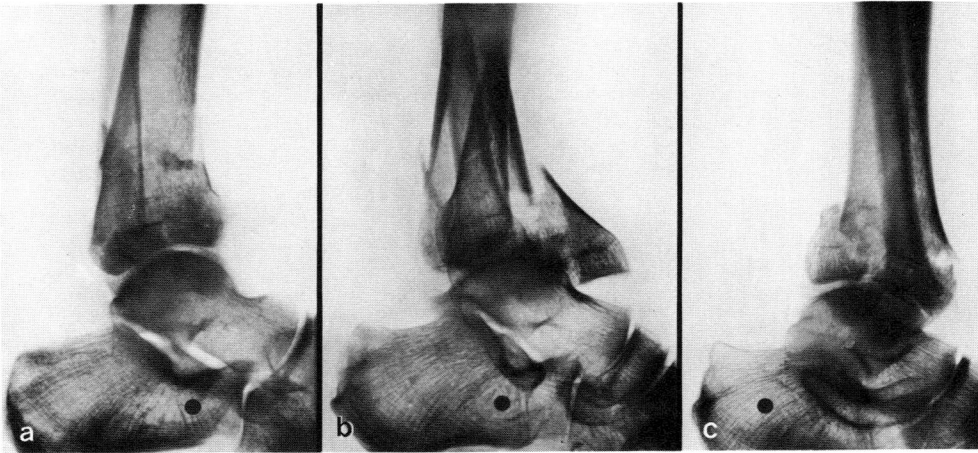

Abb. 5a-c. Die richtige Stelle des Expensionsdrahtes im Seitenbild. **a** Bei Brüchen mit vorderen Keilen und Rekurvation liegt der Draht *vor* der Schienbeinachse, **b** Bei Brüchen der vorderen und hinteren Schienbeinhälfte liegt der Draht in der Schienbeinachse im Fersenbein, **c** Bei Brüchen mit hinteren Keilen und Antekurvation liegt der Draht hinter der Schienbeinachse im Fersenbein

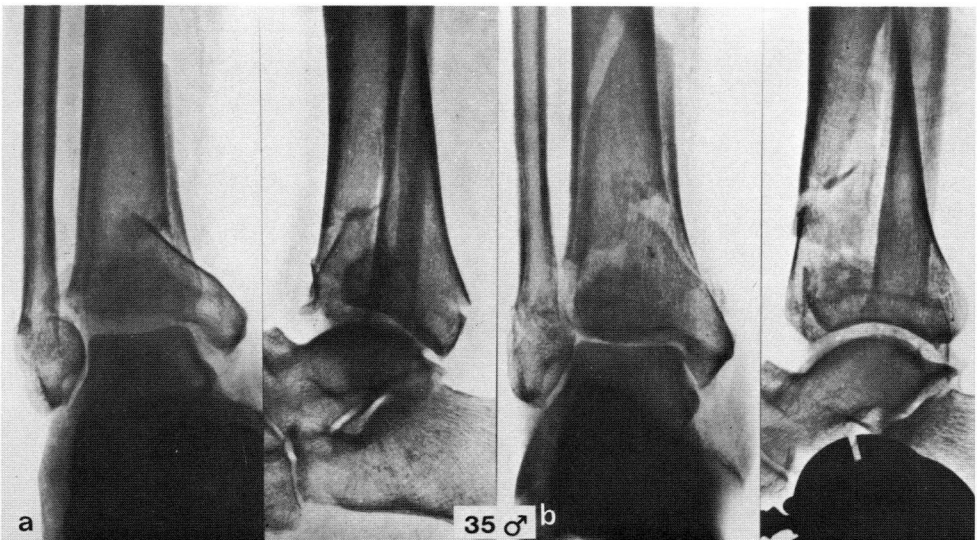

Abb. 6. a 35jähriger Arbeiter, Leitersturz. Distaler Unterschenkelbruch rechts. Bruchform: Trümmerbruch, Schweregrad III (Stufe mit Subluxation). Behandlung: Gezielter Fersenbeindraht, Reposition, Extension 5 kg, **b** Röntgenkontrolle nach der Reposition: Achsengerechte Stellung, die Gelenksfläche hat sich gut eingestellt

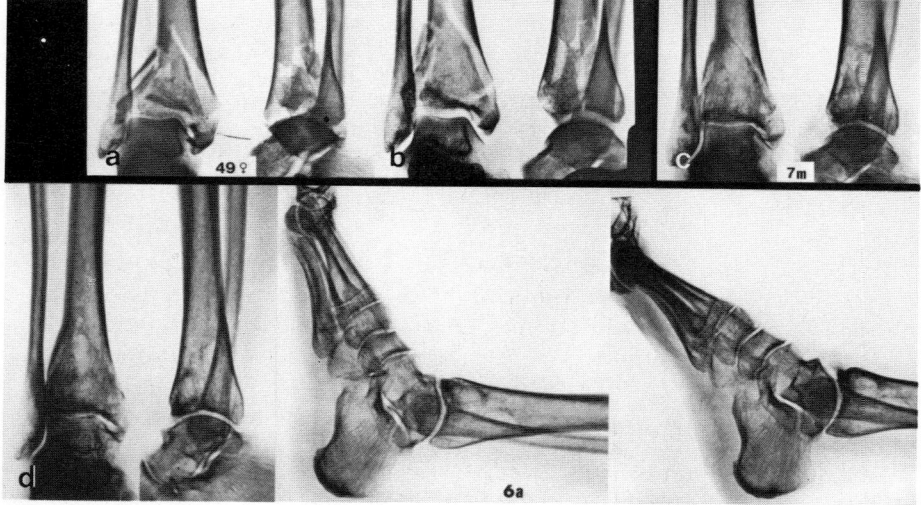

Abb. 7. a 49jährige Löterin, Leitersturz. Distaler Schienbeinbruch rechts. Bruchform: Trümmerbruch, Schweregrad III (starke Verwerfung). Behandlung: Gezielter Fersenbeindraht, Reposition, Extension 5 kg. Wegen Drahtinfektion muß die Patientin schon nach 10 Tagen im kurzen Schraubenzug mit Oberschenkelgips versorgt werden und der Draht gezogen werden. Die Infektion klingt ohne Incision ab. Nach 6 Wochen Oberschenkelgehgipsverband für weitere 8 Wochen. Der Bruch heilt trotz der kurzen Extensionsdauer achsengerecht und ohne Stufe, **b** Röntgenkontrolle nach der Reposition in Extension: Die Gelenksfläche gut reponiert, **c** Röntgenkontrolle nach 7 Monaten: Heilung achsengerecht und ohne Stufe, **d** Bei der Nachuntersuchung nach 6 Jahren (Arbeitsunfall) Auswertung der Befragung: Mäßig. Oberes Sprunggelenk 25 Grad behindert. Knöchelgegend 2 cm verdickt, Muskelschwund der Wade 1 cm. Mittelschwere Arthrose

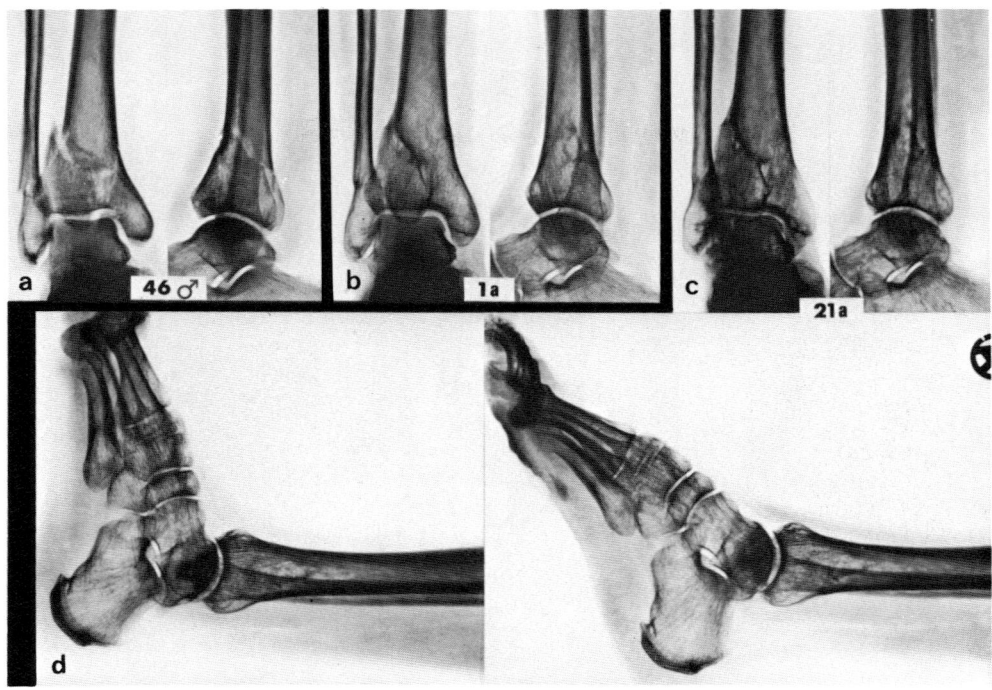

Abb. 8. a 46jähriger Mittelschullehrer, Skisturz, geschlossener distaler Unterschenkelbruch rechts. Bruchtyp: Supinationsform oder Varusbruch, Schweregrad II (Stufe ohne Subluxation). Behandlung: Gezielter Fersenbeindraht, Reposition, Extension 3 kg für 3 Wochen, dann Oberschenkelgipsverband für weitere 9 Wochen (6 Wochen entlastet), **b** Nach einem Jahr: Bruch achsengerecht ohne Stufe geheilt, keine Arthrose, **c, d** Bei Nachuntersuchung nach 21 Jahren (Privatunfall) Auswertung der Befragung: Sehr gut. Obere Sprunggelenksbeweglichkeit: Seitengleich, unteres Sprunggelenk 1/4 behindert, keine Schwellung, kein Muskelschwund, keine wesentliche Arthrose

Es kann aber z.B. bei einem isolierten Stauchungsbruch des Schienbeins vom Supinations- oder Varustyp, wo eine Überkorrektur in Valgus kaum gefürchtet werden muß, zweckmäßig sein, den Draht im AP-Bild bewußt leicht gegen den Varus zu bohren, d.h. von medial proximal etwas nach lateral distal. (Abb. 3, 4, 85) Auch im Seitenbild bestimmt man sich genau die Bohrstelle.

Sie liegt: (Abb. 5)

Bei Brüchen mit hinteren Keilen und Antekurvation — *hinter* der Schienbeinachse im Fersenbein

Bei Brüchen der vorderen *und* hinteren Schienbeinhälfte — *in* der Schienbeinachse im Fersenbein

Bei Brüchen mit vorderen Keilen und Rekurvation — *vor* der Schienbeinachse

Der Patient wird nun zur Reposition auf einen strahlendurchlässigen Wagen gelegt und der Unterschenkel auf die Extensionsschiene gelagert. Mit dem Fernsehbildwandler wird dann das obere Sprunggelenk eingestellt. Man klebt auf die Haut über dem Sprunggelenk vorne einen Draht, den man unter Bildwandlersicht genau parallel zum Sprungbein ein-

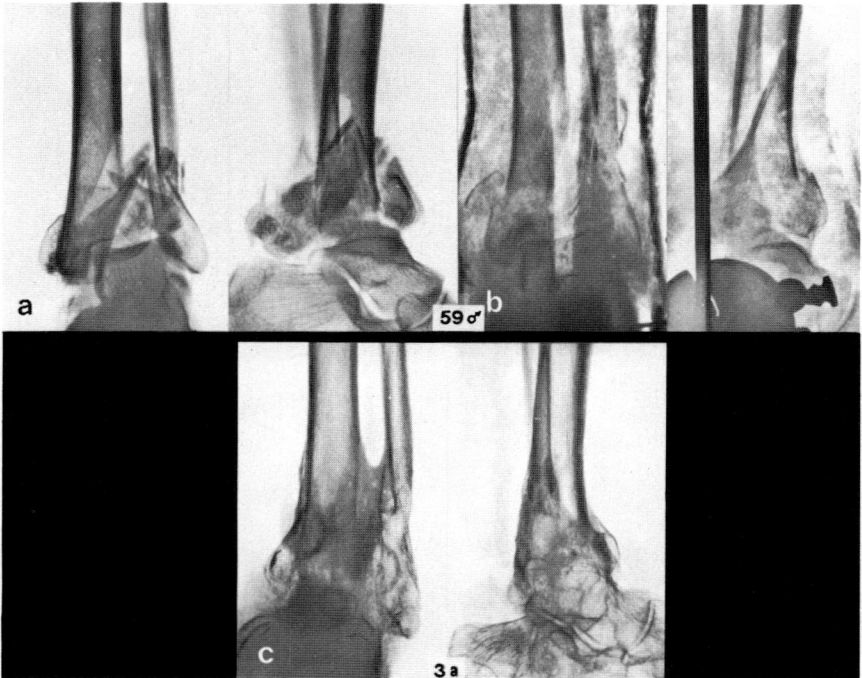

Abb. 9. a 59jähriger Zimmermann, Leitersturz. Offener (Grad II) distaler Unterschenkelbruch links. Bruchform: Regelloser Trümmerbruch, Schweregrad III (starke Verwerfung mit Subluxation). Behandlung: Wundausschneidung, Naht, gezielter Fersenbeindraht, Reposition, Oberschenkelgips Extension 5 kg, schwere Wundinfektion — Ostitis — Sequestrotomie, Oberschenkelgips für 5 Monate, dann Abklingen der Infektion, **b** Röntgenkontrolle in Extension: Das Gelenk hat sich trotz primär schwerster Verwerfung konservativ erstaunlich gut reponieren lassen, **c** Nach 3 Jahren durch die schwere Infektion Ausheilung mit Ankylose in achsengerechter Stellung

▶

Abb. 10. a 29jähriger Hilfsarbeiter, Sturz von der Leiter. Offener (Grad I) distaler Unterschenkelbruch (Anspießung). Bruchform: Trümmerbruch (man kann die Form des kleinen vorderen Keils mit zentraler Subluxation aber noch gut erkennen). Schweregrad III (Stufe mit starker Subluxation). Behandlung: Wundausschneidung, Naht, gezielter Fersenbeindraht, Reposition, wobei der vordere Keil percutan mit einem Steinmann-Nagel an die richtige Stelle gebracht wird, Extension 5—4 kg für 6 Wochen, dann Oberschenkelgipsverband für weitere 10 Wochen, **b** Röntgenkontrolle nach der Reposition: Die Gelenksfläche sehr gut reponiert, das Wadenbein steht aber aufeinander, Fibulaosteotomie hätte die Heilung des Schienbeins abgekürzt und die Verbiegung in Rekurvation vermeiden lassen, **c** Röntgenkontrolle nach 6 Monaten: Gelenk ohne Stufe geheilt. Rekurvation 5—7 Grad, **d** Bei der Nachuntersuchung nach 4 Jahren (Arbeitsunfall) Auswertung der Befragung: Mäßig. Oberes Sprunggelenk 20 Grad behindert, unteres Sprunggelenk 1/2 behindert, Knöchelschwellung 2 cm, Wadenschwund 2 cm. Schwere Arthrose

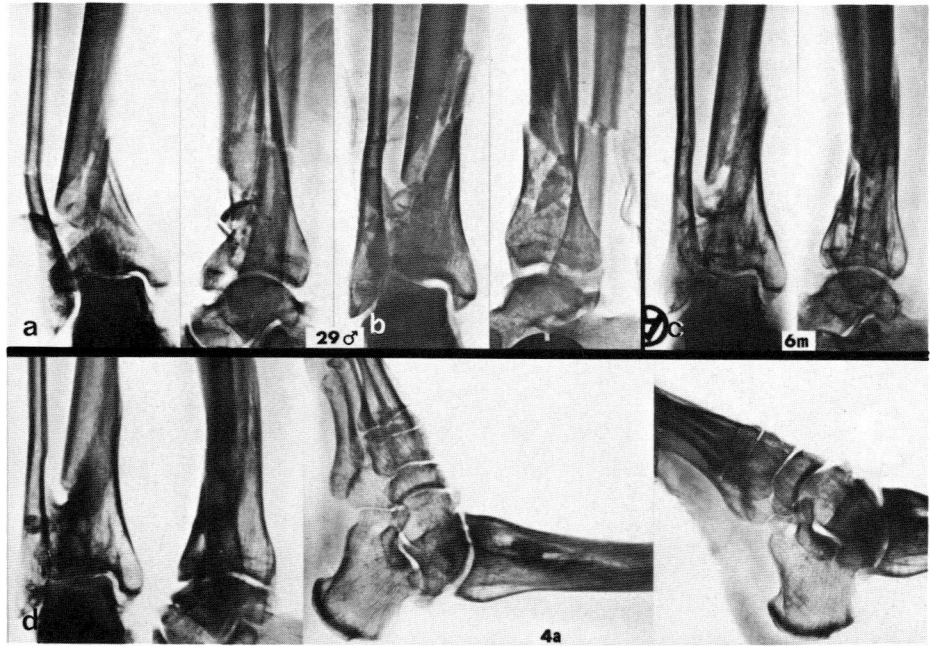

Abb. 10

stellt. Er dient als Zieldraht in der AP-Richtung. Seitlich bestimmt man die Bohrstelle nach der Innenknöchelspitze, die in der Schienbeinachse liegt. Man kann somit genau vor, in oder hinter der Achse den Bohrpunkt festlegen. Dann wird in Narkose der Draht gebohrt und seine richtige Lage noch einmal im Fersehbildwandler kontrolliert oder ein Kontrollröntgen gemacht.

Dann wird der Extensionsbügel angelegt. Er darf nur so breit sein, daß er nicht an der Schiene streift. Man muß darauf achten, daß der Bügel außen und innen gleichweit von der Haut entfernt ist, sonst bekomme ich einen exzentrischen Zug und somit trotz richtiger Drahtlage Achsenfehlstellungen. All diese Handgriffe sollten deshalb nicht dem Hilfspersonal überlassen werden, sondern vom Arzt selbst ganz sorgfältig und überlegt gemacht werden. Am Extensionsbügel wird vorerst in Längsrichtung ein Zug von 4–5 kg ausgeübt. Dann wird wie bei einer Schaftextension der Bügel mit 2 Bändchen an der Schiene aufgehängt und in der richtigen Rotation eingestellt. Dabei muß man die Rotation mit der gesunden Seite vergleichen. Ist der Patient überdurchschnittlich groß, so kann es notwendig werden, einen Vorsatzbügel an der Extensionsschiene anzuschrauben und dort die Bändchen für den Rotationszug anzubringen. Unterläßt man dies, so „bremsen" die Bändchen den Längszug ab. Es mag lächerlich erscheinen, wenn man solche „Selbstverständlichkeiten" erwähnt, aber die jahrzehntelange Praxis in einem Krankenhaus, wo alle mit der konservativen Knochenbruchbehandlung sehr vertraut sind, beweisen, daß auch hier solche „Kleinigkeiten" immer wieder in Erinnerung gebracht werden müssen.

Nun wird mit dem Fernsehbildwandler die Fraktur in beiden Ebenen kontrolliert. Brüche ohne größere Stufe im Gelenk, aber z.B. mit starken primären Achsenknickungen und supramalleolären Trümmerzonen oder mit Defekten an der Tibia, haben sich nach dieser Zeit meist schon eingestellt und man kann das Extensionsgewicht auf 3 kg verringern. Es

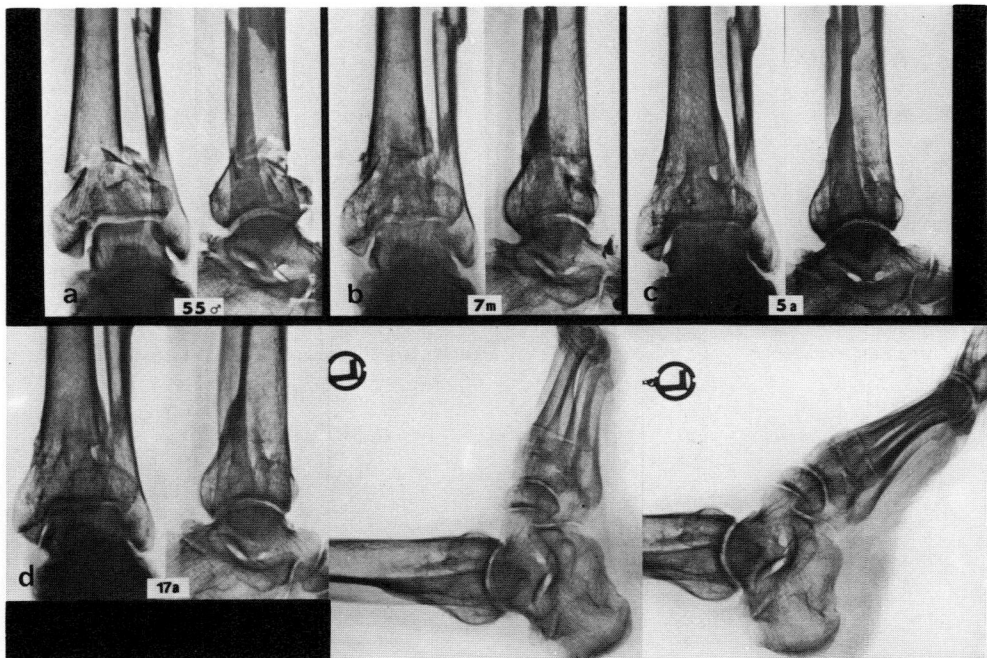

Abb. 11. a 55jähriger Dachdecker, vom Dach gestürzt. Geschlossener distaler Unterschenkelbruch links. Bruchform: Vordere hintere Schienbeinhälfte, Schweregrad II (Stufe ohne Subluxation). Als Nebenverletzung: Fersenbeinbruch auf der rechten Seite. Behandlung links: gezielter Fersenbeindraht, Reposition 4 kg Dauerextension, später 3 kg für 5 Wochen, dann Oberschenkelgehgipsverband für weitere 7 Wochen, **b** Röntgenkontrolle nach 7 Monaten: Achsengerechte Heilung ohne Stufe, leichte Atrophie des Knochens, **c** Röntgenkontrolle nach 5 Jahren: Keine Atrophie, leichte Arthrose, **d** Bei der Nachuntersuchung nach 17 Jahren (Arbeitsunfall) Auswertung der Befragung: Schlecht. Oberes Sprunggelenk bis 30 Grad behindert, unteres Sprunggelenk 1/2 behindert, Schwellung der Knöchelgegend 2 cm, Muskelschwund der Wade 1 cm, leichte Arthrose

▶

Abb. 12. a 49jähriger Finanzbeamter, Sturz auf der Straße. Offener (Grad I) distaler Unterschenkelbruch rechts. Bruchform: Regelloser Trümmerbruch, Schweregrad III (Starke Verwerfung der Gelenksfläche). Behandlung: Wundausschneidung, Naht, gezielter Fersenbeindraht, Reposition, Oberschenkelgips, Dauerextension 5 kg durch 6 Wochen, dann Oberschenkelgehgipsverband für weitere 8 Wochen, **b** Röntgenkontrolle nach 8 Monaten: Bruch knöchern achsengerecht geheilt, keine wesentliche Gelenksstufe, **c** Röntgenkontrolle nach 4 Jahren: Mittelschwere Arthrose, **d** Bei der Nachuntersuchung nach 16 Jahren (Privatunfall) Auswertung der Befragung: Mäßig. Oberes Sprunggelenk 20 Grad behindert, unteres Sprunggelenk 3/4 behindert. Knöchelgegend 2 cm verdickt, Muskelschwund 2 cm an der Wade. Keine Varicen. Schwere Arthrose

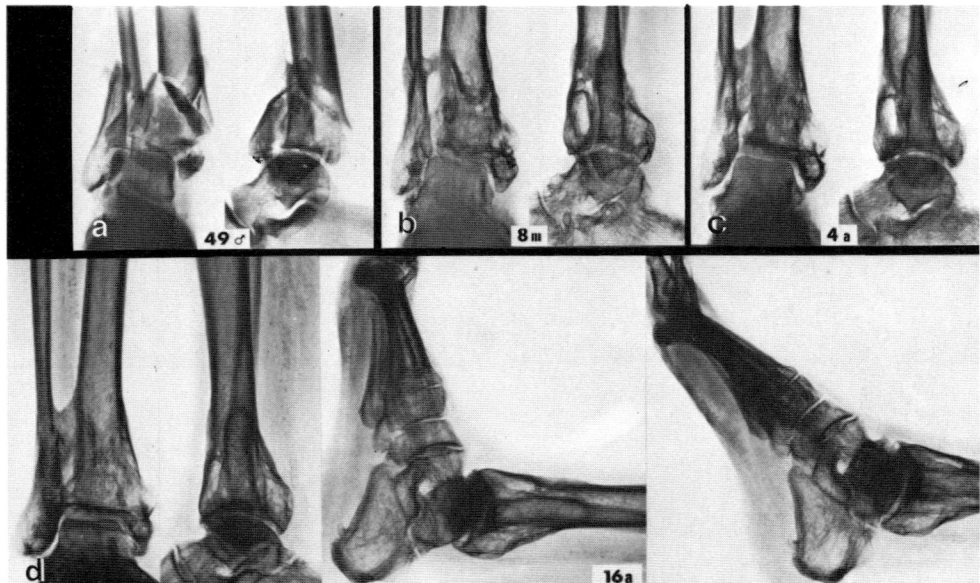

Abb. 12

soll in diesen Trümmerzonen eine leichte Verkürzung von 3—5 mm unbedingt belassen werden. Das Wadenbein darf nicht aufeinandergestellt werden, da man sonst einen Defekt am Schienbein erzeugt (Abb. 11—16). Dies ist ein großer Unterschied zur Technik der stabilen Osteosynthese, wo ja diese Defekte dann zur Auffüllung einer Spongiosaplastik bedürfen.

Waren primär stärkere Stufen oder Subluxationen oder beides im Gelenk vorhanden, oder bestand eine Seitenverschiebung am Schienenbein um mehr als doppelte Corticalisbreite, muß man manuell nachreponieren (Abb. 6—10). Dabei kann es notwendig werden, das Zuggewicht vorübergehend auf 7—8 kg zu erhöhen. Auch kann es notwendig werden, stärker verlagerte Keile mit einem percutan angesetzten Einzinker (Abb. 92) oder einem Steinmann-Nagel (Abb. 22) an die richtige Stelle zu bringen. Es ist aber immer wieder erstaunlich, wie sich auch stärker verschobene Frakturen durch diese einfachen Maßnahmen einstellen lassen (Abb. 17—21). Wahrscheinlich bewirkt die größtenteils erhaltene Gelenkkapsel und die darüber ziehenden Bänder und Sehnen durch Straffung bei schonendem Längszug diese „biologische Selbstreposition". Das Zuggewicht muß, wenn die Reposition abgeschlossen ist, wieder auf 4—5 kg verringert werden, wobei die ersten Tage eine leichte Diastase *im Gelenk* (nicht in der Fraktur) belassen werden soll. Dann wird der Patient mit der Schiene in das vorbereitete Extensionsbett gelagert und die Schiene genau neben dem Abstützbrett, parallel zur Bettseitenkante unverschiebbar befestigt. Das Bettende wird 25 cm hochgestellt und jetzt eine Röntgenaufnahme, genau auf das Gelenk eingestellt, in beiden Ebenen gemacht. Über den Extensionsdraht kommen sterile, eingeschnittene Filzstreifen und Schlitzpelotten, um den Draht gegen Rutschen zu sichern.

Nach 24 Std. wird eine Röntgenkontrolle gemacht. Es kann notwendig sein, eine geringe Restachsenknickung durch exzentrisches Einhängen des Längszuges auszugleichen oder einer Rekurvation oder Antekurvation durch Senken und Heben des Rotationszuges auszugleichen, eventuell auch das Zuggewicht bei zu großer Diastase im oberen Sprunggelenk auf 3 kg zu verringern. Nach 2—3 Tagen wird ein Zinkleimvorfußzug gegen den Spitzfuß

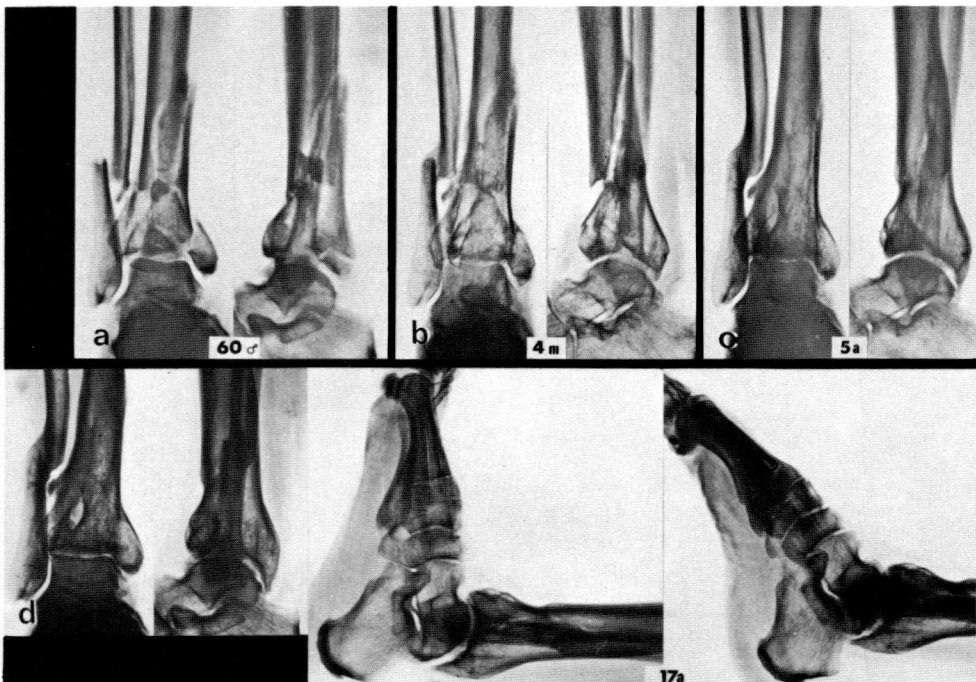

Abb. 13. a 60jähriger Beamter, Leitersturz. Geschlossener distaler Unterschenkelbruch rechts. Bruchform: Regelloser Trümmerbruch, Schweregrad III (Stufe mit Subluxation). Behandlung: Gezielter Fersenbeindraht, Reposition, Extension 4 kg durch 6 Wochen, dann Oberschenkelgehgipsverband für weitere 8 Wochen, **b** Röntgenkontrolle nach 4 Monaten: Achsengerecht kallös geheilt, keine Stufe, nur im Seitenbild deutlich die zentrale Impression zwischen den beiden Hauptbruchstücken zu erkennen, **c** Röntgenkontrolle nach 5 Jahren: Knöcherne Heilung, die Impression ist *eingebaut*. Mittelschwere Arthrose, **d** Bei der Nachuntersuchung nach 17 Jahren (Privatunfall) Auswertung der Befragung: Sehr gut. Oberes Sprunggelenk 20 Grad behindert, Knöchelgegend 1 cm verdickt, 1 cm Wadenschwund, keine Varicen. Schwere Arthrose

▶

Abb. 14. a 39jährige Hilfsarbeiterin, Verkehrsunfall, offener (Grad I) distaler Unterschenkelbruch links. Bruchform: vordere hintere Schienbeinhälfte, Schweregrad I (keine Gelenksstufe). Behandlung: Wundausschneidung, Naht, gezielter Fersenbeindraht, Reposition, Oberschenkelgipsverband, Extension 5 kg durch 4 Wochen. Wundheilung pp. Dann Oberschenkelgehgipsverband für insgesamt 12 Wochen, **b** Nach 6 Monaten bei Behandlungsabschluß Heilung achsengerecht, ohne Gelenksstufe, leichte Knochenatrophie, **c** Bei der Nachuntersuchung nach 18 Jahren (Privatunfall) Auswertung der Befragung: Sehr gut. Oberes und unteres Sprunggelenk frei, keine Schwellung, kein Muskelschwund. Achsengerechte Heilung ohne Stufe. Keine Arthrose

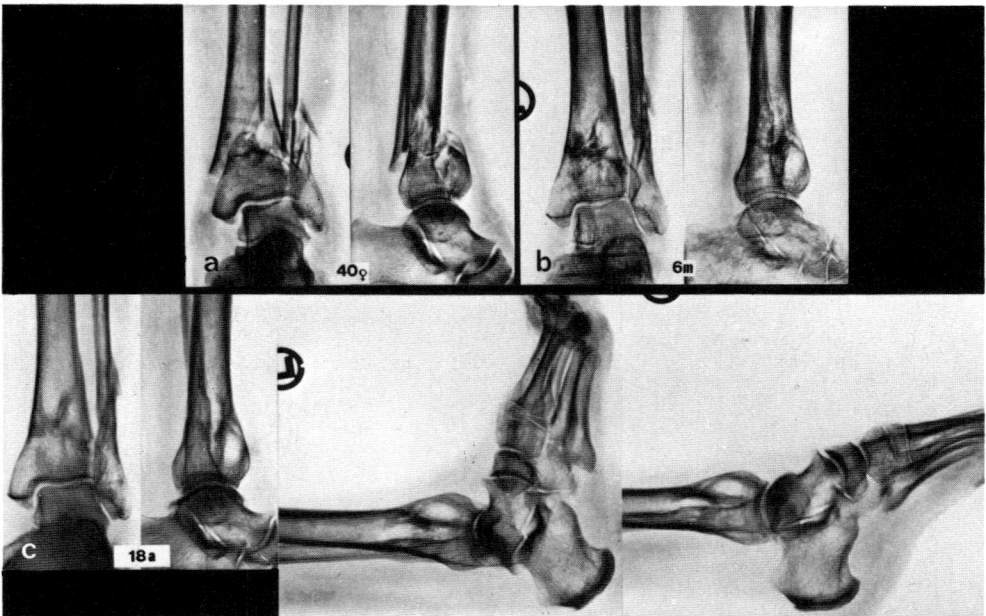

Abb. 14

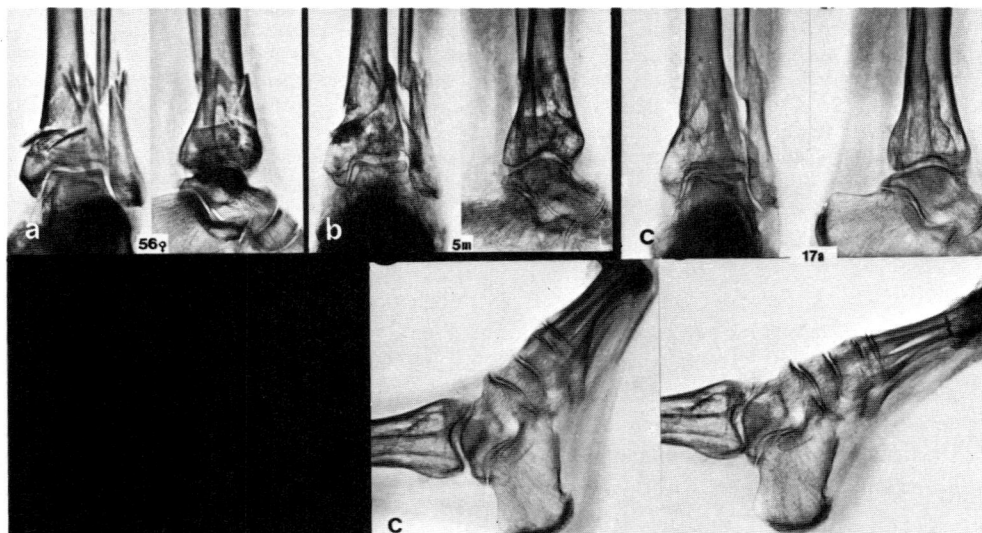

Abb. 15. a 56jährige Landwirtin, Leitersturz, offener (Grad I) distaler Unterschenkelbruch links. Bruchform: Vordere hintere Hälfte, Schweregrad III (Stufe mit Subluxation). Behandlung: Wundausschneidung, Naht, gezielter Fersenbeindraht, Oberschenkelgipsverband, Dauerzug 5 kg durch 5 Wochen, dann Oberschenkelgehgipsverband für weitere 7 Wochen, b Heilung achsengerecht. Kippung der Bruchfläche mit leichter Stufe, c Bei der Nachuntersuchung nach 17 Jahren (Arbeitsunfall) Auswertung der Befragung: Mäßig. Oberes Sprunggelenk bis 30 Grad behindert. Deutliche Varicen, Knöchelgegend 3 cm verdickt. Muskelschwund 3 cm. Schwere Arthrose

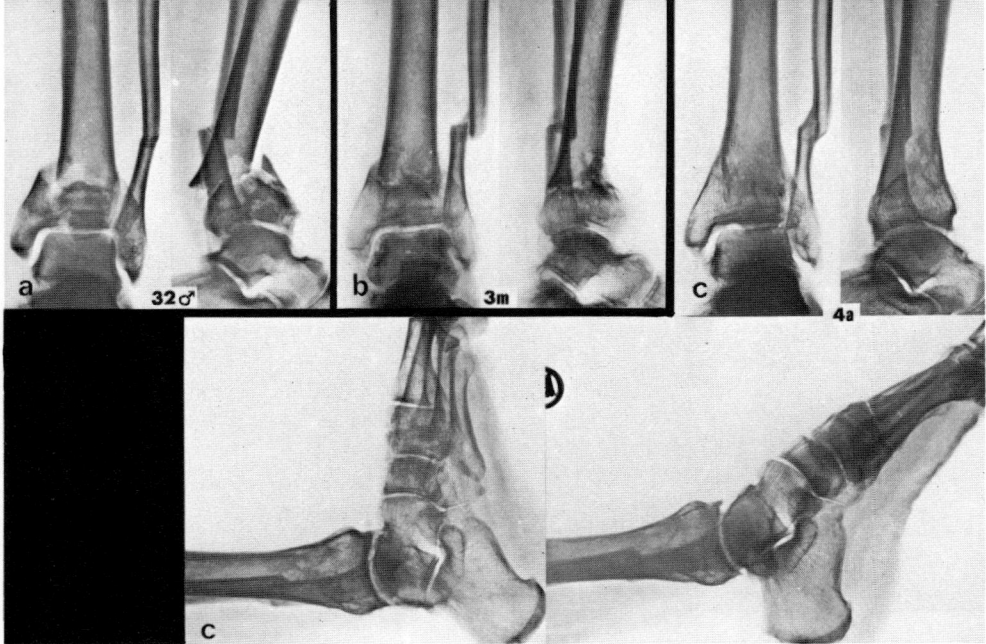

Abb. 16. a 32jähriger Techniker, Skisturz. Distaler Unterschenkelbruch links. Bruchform: Vordere und hintere Schienbeinhälfte, Schweregrad II (Stufe ohne Subluxation). Behandlung: Gezielter Fersenbeindraht, Extension 4-3 kg für 4 Wochen, dann Oberschenkelgipsverband für weitere 8 Wochen, **b** Röntgenkontrolle bei Gipsabnahme nach 3 Monaten: Bruch achsengerecht mit kleiner Stufe geheilt. Die Verkürzung, abzulesen am Wadenbein, ermöglichte die rasche Überbrückung der supramalleolären Trümmerzone, **c** Bei der Nachuntersuchung nach 4 Jahren (Privatunfall) Auswertung der Befragung: Gut. Der Verletzte ist als Skilehrer tätig und macht extreme Bergtouren. Oberes Sprunggelenk 10 Grad behindert, unteres Sprunggelenk 1/4 behindert. Knöchelgegend 1 cm verdickt, Muskelschwund der Wade 1 cm. Leichte Arthrose

angelegt. Die Aufhängung mit den Rotationsbändchen wird aber belassen. Man vermeidet durch diese Maßnahme, daß der Zinkleim mit dem Gewicht des Fußes belastet wird und abrutscht. Zweimal täglich wird bei der Visite die Zehenbeweglichkeit geprüft um eine Peroneuslähmung sofort zu erkennen. Falls eine solche auftritt, wird durch Unterlegen eines kleinen Polsters proximal vom Wadenbeinköpfchen der Peroneusnerv vom Druck entlastet und die Lähmung bildet sich rasch zurück. Ebenso müssen bei jeder Visite genau die Fersenbeindrahtstellen angesehen werden, um Infektionszeichen sofort zu erkennen.

Röntgenkontrollen. Bei primär stark verschobenen Brüchen wird einmal wöchentlich eine Röntgenkontrolle gemacht. Bei primär geringer Gelenksverschiebung genügt es alle 14 Tage.

Extensionsdauer. Stark im Gelenk verschobene Brüche müssen 5—6 Wochen in Extension bleiben, andere können schon nach 3—4 Wochen gegipst werden (Gehbügel aber auch erst nach 6 Wochen).

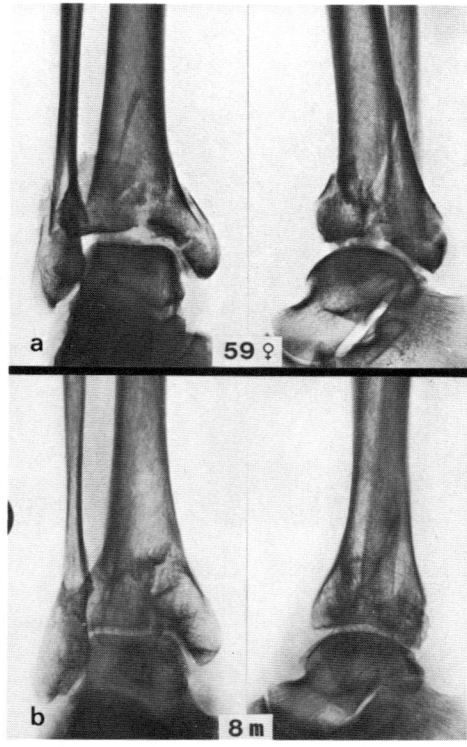

Abb. 17. a 59jährige Bedienerin, Sturz aus 2 m Höhe. Distaler Unterschenkelbruch rechts. Bruchform: Vordere und hintere Schienbeinhälfte, Schweregrad III (Stufe mit Subluxation). Behandlung: Gezielter Fersenbeindraht, Reposition, Extension 4 kg durch 6 Wochen, dann Oberschenkelgehgipsverband für weitere 6 Wochen, **b** Röntgenkontrolle nach 8 Monaten: Knöcherne Heilung achsengerecht ohne Stufe, keine Arthrose. Keine Nachuntersuchung

Oberschenkelgipsverband. Nach 3–6 Wochen wird der Fersenbeindraht entfernt und über einen Tricotstrumpf als Hautschutz ein ungepolsteter Gipsverband bis zur Mitte des Oberschenkels angelegt. Man muß die Technik des Gipsverbandes beherrschen und neben der achsengerechten Einstellung auf die Vermeidung der Verdrehung (fast immer Einwärtsrotation) achten. Es ist zweckmäßig, das Kniegelenk nicht ganz gestreckt, sondern 10–15 Grad gebeugt einzugipsen. Der Gang ist dadurch nach Anlegen des Gehbügels erleichtert. Wenn die Drahtstellen reaktionslos waren, kann am nächsten Tag das Gehen mit Belastung erlaubt werden. Sonst muß man ein Gipsfenster über den Drahtstellen schneiden und darf erst mit der Belastung beginnen, wenn die Drahtstellen ganz blande sind. Die ersten Tage geht der Patient mit zwei Stöcken, dann mit einem Stock und nach 8–10 Tagen in der Regel ohne Stock. Man muß den Patienten aufmerksam machen, daß die Gangleistung langsam zu steigern ist. In der ersten Woche 1 Kilometer pro Tag, in der zweiten Woche 2 Kilometer usw. Das richtig dosierte belastende Gehen ist durch die leichte Pumpwirkung des Gipsverbandes die beste Förderung der Durchblutung und damit der Knochenheilung. Je nach Bruchform wird der Gips 6–8 Wochen getragen.

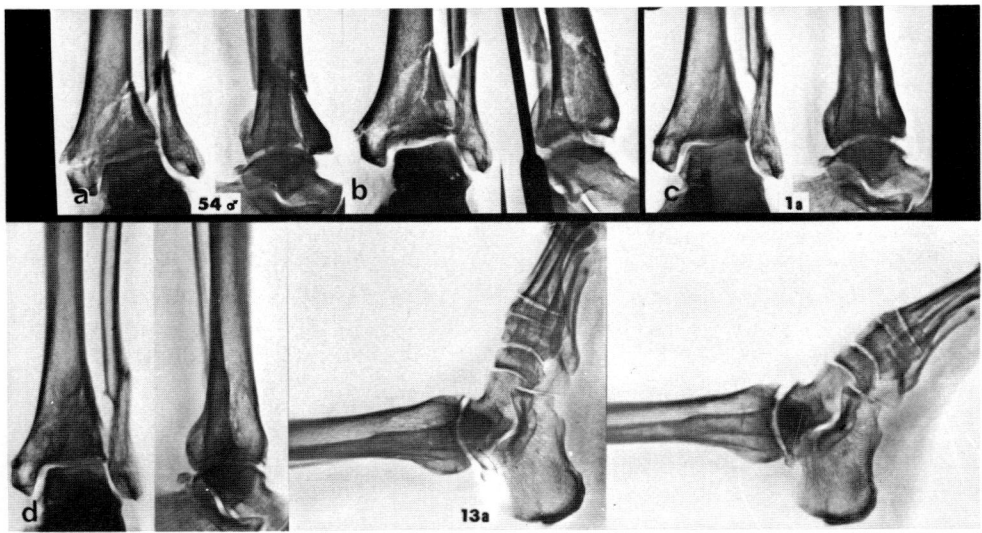

Abb. 18. a,b 54jähriger Landwirt, Sturz vom Heuboden. Geschlossener distaler Unterschenkelbruch links. Bruchform: Kleine vordere Hälfte mit zentraler Subluxation. Schweregrad III (Stufe mit Subluxation). Behandlung: Gezielter Fersenbeindraht, Reposition, Dauerextension mit 5–3 kg für 6 Wochen, dann Oberschenkelgipsverband für weitere 6 Wochen, **c** Röntgenkontrolle nach 1 Jahr: Bruch achsengerecht und ohne Stufe geheilt. Syndesmose etwas erweitert, **d** Bei der Nachuntersuchung nach 13 Jahren (Arbeitsunfall) Auswertung der Befragung: Gut. Oberes Sprunggelenk 20 Grad behindert, unteres Sprunggelenk 1/2 behindert, Knöchelgegend 2 cm verdickt (*keine Lockerung der Knöchelgabel*), Wade 2 cm schwächer, leichte Arthrose

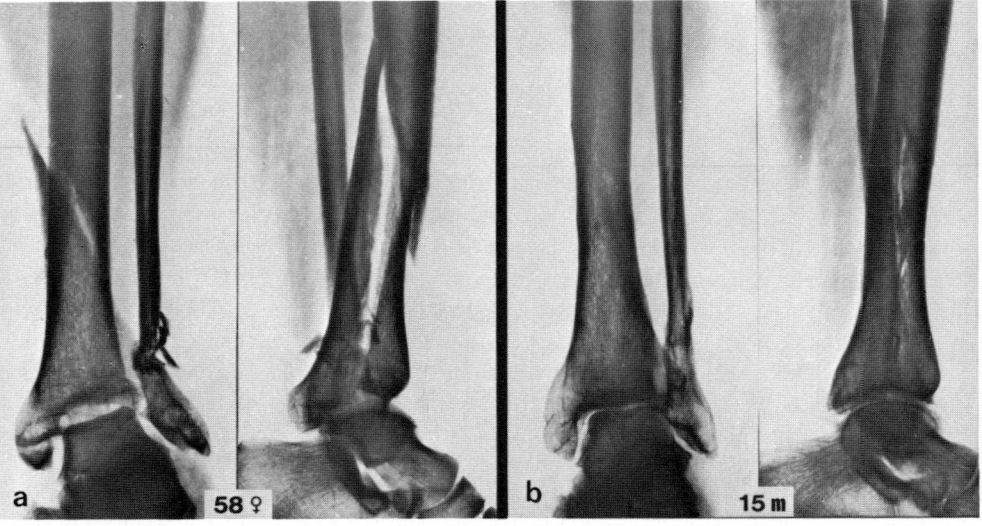

Abb. 19

6.1.4 „Gezielter Fersenbeindraht", Reposition, percutane Bohrdrahtfixation, Dauerzug, später Oberschenkelgehgipsverband
(Abb. 23, 24)

Bei manchen Fällen ist es zweckmäßig die im vorigen Abschnitt angeführte konservative Behandlung durch eine percutane Bohrdrahtfixation zu erweitern.

Als Beispiele seien angegeben:

Brüche der vorderen und hinteren Schienbeinhälfte, primär starke Subluxation und supramalleolärer Trümmerzone. Dabei braucht man zur Reposition einen starken Längszug, beim Nachlassen käme es zur neuerlichen Subluxation, hält man aber den starken Längszug (7–8 kg) aufrecht, ensteht supramalleolär eine Diastase. Wenn man nach der Reposition die vordere und hintere Hälfte mit zwei gegeneinander gekreuzten Bohrdrähten fixiert, kann man ohne Schwierigkeit mit einem Dauerzug von 2–3 kg auskommen.

Weiters Supinations- oder Varusbrüche, wo man ein Hauptfragment percutan fixiert.

6.2 Geschlossene Brüche – Osteosynthesen

6.2.1 Unsere Indikation
(Abb. 25–29)

Wir stellen eine sehr strenge Operationsindikation und operieren nur dann, wenn durch Fixation eines oder mehrerer Keile, die gegen ein sonst unverletztes zentrales Hauptbruchstück verschoben sind, eine exakte Reposition und Stabilisierung in einfacher Weise mit Bohrdrähten oder Schrauben erreicht werden kann. Der oder die Einzelkeile können dabei

vorne lateral, medial oder hinten medial ausgebrochen sein. Gerade diese großen Keile, die oft mehr als die Hälfte der distalen Schienbeingelenksfläche ausmachen, haben wegen des starken Sehnen- und Muskelzugs, durch den sie um das Hypomochlion des erhaltenen zentralen Fragments gehebelt werden, eine besonders starke Subluxationstendenz. Eine weitere Operationsindikation ergibt sich daher auch aus den Mißerfolgen bei der Dauerzugsbehandlung. Es gehört aber zu den Grundsätzen einer erfolgreichen konservativen Therapie, daß man die dafür ungeeigneten Fälle zeitgerecht ausscheidet und operiert. Wir belassen aber in solchen Fällen den Dauerzug für eine Woche bis die starke Schwellung abgeklungen ist und wir einwandfreie Hautverhältnisse haben.

◄

Abb. 19. a 58jährige Hausfrau, Leitersturz. Geschlossener distaler Unterschenkelbruch links. Bruchform: Vordere hintere Schienbeinhälfte in Schaftbruch übergehend. Schweregrad III (Stufe mit Subluxation). Behandlung: Gezielter Fersenbeindraht, Reposition, Extension 4 kg für 6 Wochen, dann Oberschenkelgehgipsverband für weitere 6 Wochen, **b** Röntgenkontrolle nach 15 Monaten: Bruch knöchern geheilt, keine Gelenksstufe, aber angedeutete Lateralsubluxation des Sprungbeines, Valgus 3 Grad. Keine eigene Nachuntersuchung

6.2.2 Offene Reposition und Bohrdrähte
(Abb. 30–32, 34, 35, 88)

Die Indikation stellen wir in der Regel nur selten bei geschlossenen Frakturen. Sie ist vorbehalten für schwerst offene Frakturen im Sinne einer Minimaladaptionsosteosynthese.

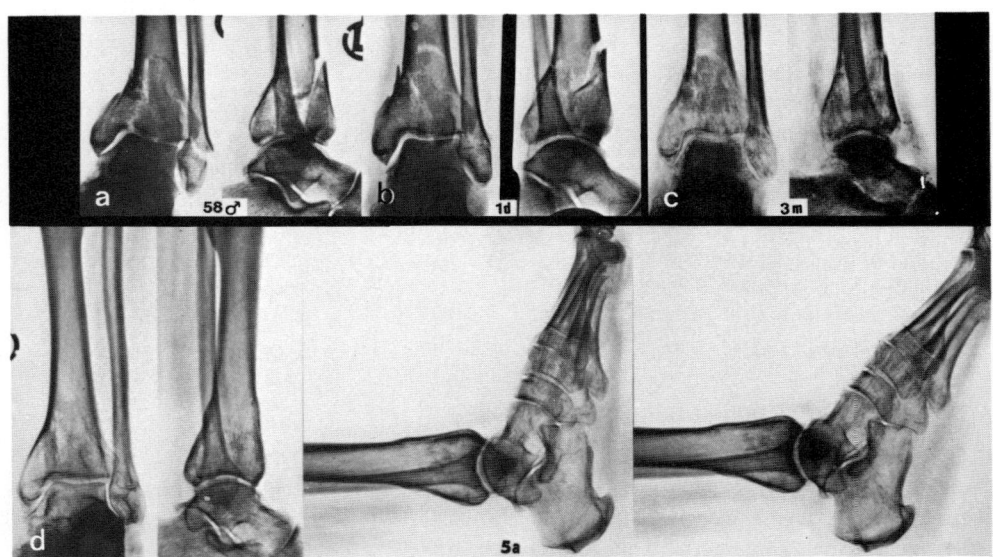

Abb. 20. a 58jähriger Landwirt, Sturz vom Heuwagen. Bruchform: Supinations- oder Varusbruch, Schweregrad III (Stufe mit Subluxation). Behandlung: Gezielter Fersenbeindraht, Reposition, Extension 4–3 kg für 6 Wochen, dann Oberschenkelgehgipsverband für weitere 6 Wochen, **b** Röntgenkontrolle am Tag nach dem Unfall in Extension: Der Bruch hat sich ap achsengerecht eingestellt, Antekurvation von 5 Grad wird durch Heben des Fußzuges ausgeglichen, **c** Röntgenkontrolle bei Gipsabnahme nach 3 Monaten: Callöse Heilung ohne Stufe, ohne Subluxation, achsengerecht, deutliche Knochenatrophie, **d** Bei der Nachuntersuchung nach 5 Jahren (Arbeitsunfall) Auswertung der Befragung: Mäßig. Oberes Sprunggelenk 20 Grad behindert, unteres Sprunggelenk 1/4 behindert, Knöchelgegend 2 cm verdickt (starke Varicen). Kein Muskelschwund, leichte Arthrose, keine Knochenatrophie

►

Abb. 22. a 47jähriger Schneider, Skisturz, Antransport am Unfalltag im Gips. Distaler Unterschenkelbruch rechts. Bruchform: Vordere, hintere Hälfte mit Subluxation nach zentral-vorne, Übergang zum Trümmerbruch, große zentrale Impression, Schweregrad III (Stufe mit Subluxation). Behandlung: Gezielter Fersenbeindraht, Reposition und Beseitigung der Subluxation, die Impression wird percutan mit einem Steinmann-Nagel heruntergehobelt und percutan mit 2 Bohrdrähten fixiert. Extension 4–3 kg für 6 Wochen, Oberschenkelgehgipsverband für weitere 8 Wochen, **b** Röntgenkontrolle nach 4 Monaten: Achsengerechte Heilung, keine Stufe, 2 Bohrdrähte, **c** Bei der Nachuntersuchung nach 8 Jahren (Privatunfall) Auswertung der Befragung: Sehr gut. Oberes Sprunggelenk 15 Grad behindert, unteres Sprunggelenk frei. Knöchelgegend 1 cm verdickt, Muskelschwund an der Wade 1 cm. Mittelschwere Arthrose

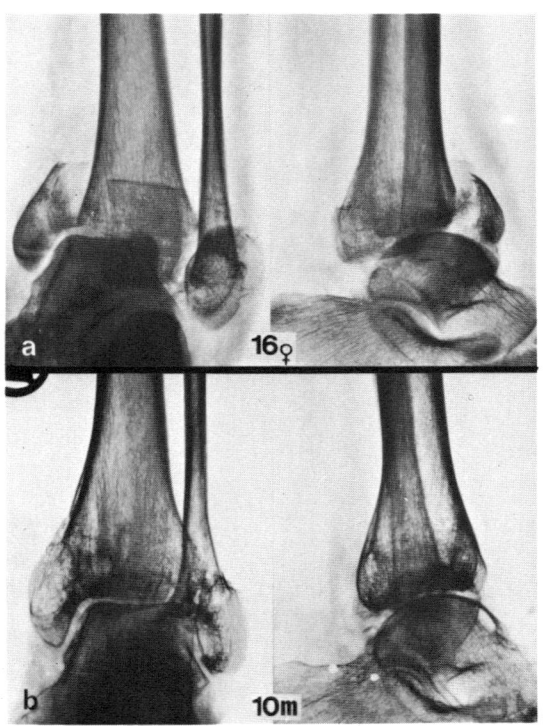

Abb. 21. a 16jährige Hilfsarbeiterin, Fenstersturz (Suicid), geschlossener distaler Unterschenkelbruch links. Bruchform: Vordere-hintere Hälfte, Schweregrad III (Stufe mit Subluxation), schwere Nebenverletzungen: Kompressionsbruch L I, L III, Bekkenschaufelbruch, Chopartscher Verrenkungsbruch re. Behandlung: Gezielter Fersenbeindraht, Reposition, Extension 4 kg für 6 Wochen, dann Oberschenkelgipsverband für weitere 6 Wochen, **b** Röntgenkontrolle nach 10 Monaten: Der schwere Verrenkungsbruch des Schienbeins in idealer Stellung geheilt, Außenknöchel um 1/2 Breite verschoben, achsengerechte Stellung

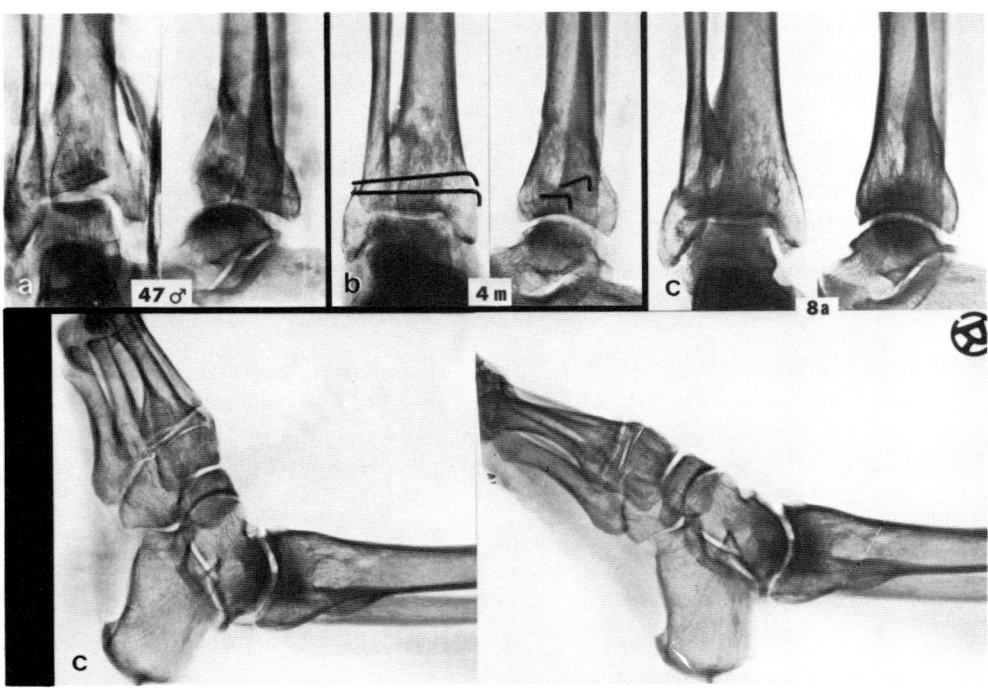

Abb. 22

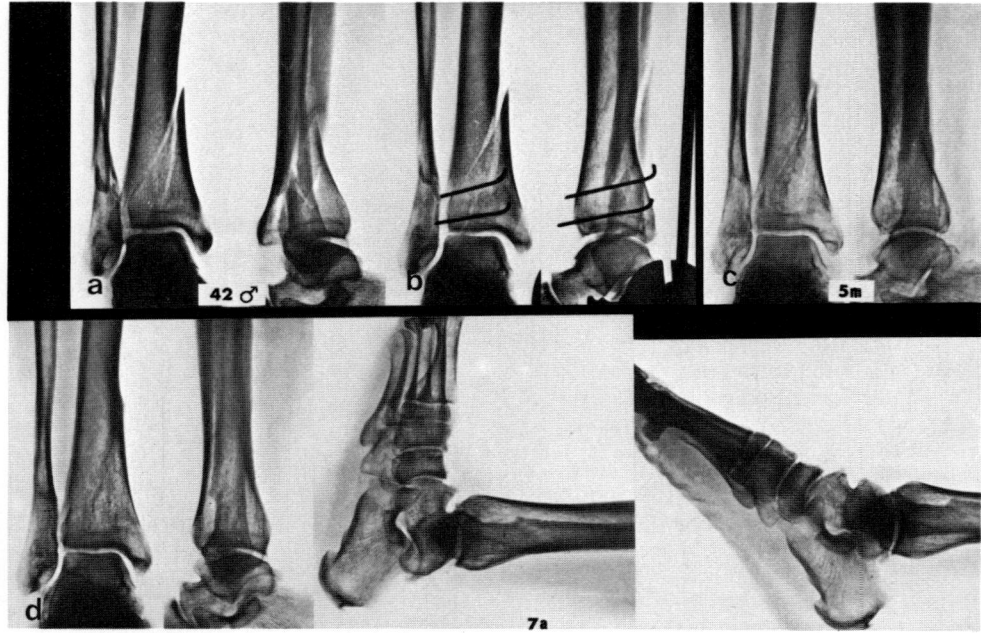

Abb. 23. a,b 42 jähriger Angestellter, Sturz auf der Straße. Distaler Unterschenkelbruch rechts. Bruchform: Kleiner vorderer lateraler Keil mit zentraler Subluxation. Schweregrad III (Stufe mit Subluxation). Behandlung: Gezielter Fersenbeindraht, Reposition, 2 percutane Bohrdrähte, Extension 3 kg für 3 Wochen, dann Oberschenkelgips für weitere 9 Wochen, Gehbügel ab der 6. Woche, **c** Röntgenkontrolle nach 5 Monaten: Bruch callös geheilt, keine Stufe, achsengerechte Stellung, **d** Bei der Nachuntersuchung nach 7 Jahren (Privatunfall) Auswertung der Befragung: Sehr gut. Oberes und unteres Sprunggelenk frei. Keine Schwellung, kein Muskelschwund, keine Arthrose

6.2.3 Offene Reposition und Schrauben
(Abb. 25–27, 62)

Diese Art der Osteosynthese machen wir, wie in der Indikation angegeben, bei allen verschobenen Keilen.

Nach allen Osteosynthesen geben wir primär einen kurzen, gespaltenen Oberschenkelgipsverband und nach Wundverheilung einen geschlossenen Oberschenkelgipsverband, lassen aber erst nach 6 Wochen belasten. Der Gips wird erst nach 10–14 Wochen entfernt. Patienten können so zwar die Gelenke später bewegen, aber früher voll belasten.

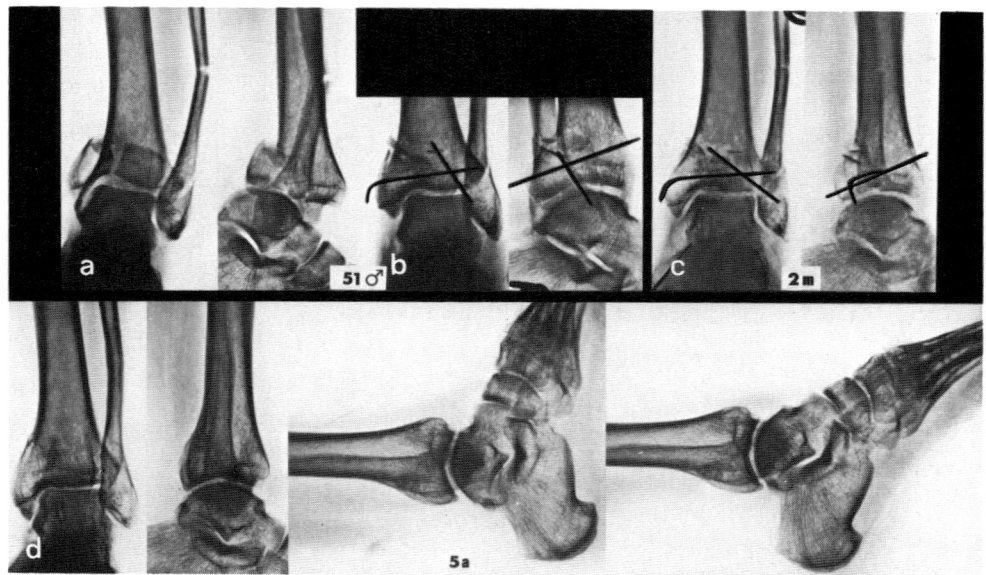

Abb. 24. a 51jähriger Gartengestalter, Sturz. Distaler Unterschenkelbruch links. Bruchform: Supinationsbruch, Schweregrad III (Stufe mit Subluxation). Als Nebenverletzung schwerer Verrenkungsbruch des 1. Mittelfußknochens links. Behandlung: Gezielter Fersenbeindraht, Reposition, 2 percutane Bohrdrähte, auch der Verrenkungsbruch des 1. Mittelfußknochens wird gedeckt reponiert und percutan mit Bohrdraht fixiert. Extension mit 3 kg für 3 Wochen, dann Oberschenkelgipsverband für weitere 9 Wochen, Gehbügel ab der 6. Woche. (Da große Bruchstücke vorliegen, wäre eine offene Reposition auch möglich gewesen), **b** Röntgenkontrolle nach der Reposition: Scheinbar ideale Reposition, der eine Brohdraht verdeckt aber eine kleine Stufe, **c** Röntgenkontrolle beim Umgipsen nach 2 Monaten: In etwas anderer Drehung sieht man eine kleine Stufe, **d** Bei der Nachuntersuchung nach 5 Jahren (Arbeitsunfall) Auswertung der Befragung: Gut. Oberes Sprunggelenk 20 Grad behindert, unteres Sprunggelenk 1/4 behindert, Knöchelgegend 1 cm verdickt, Muskelschwund an der Wade 1 cm. Die Stufe ist nicht mehr zu erkennen

7 Behandlung von offenen Frakturen
(Abb. 33–37)

Diese Brüche sind häufig gekennzeichnet durch ihre besondere Schwere.

Die Behandlungsprinzipien unterscheiden sich von denen in den vorigen Kapiteln nur dadurch, daß wir nach exakter Wundversorgung unter Beachtung eines spannungslosen Hautschlusses, prinzipiell primär zusätzlich einen Gipsverband anlegen. Die Erzeugung einer *supramalleolären Verkürzung* bei den häufig vorhandenen Trümmerzonen scheint uns hier *besonders wichtig*, um die Durchblutung des Fußes nicht zu gefährden. Minimalosteosynthesen mit Bohrdrähten sind besonders angezeigt (Abb. 37). Unser Bestreben dabei ist es, wenigstens die Hauptbruchstücke gegeneinander zu fixieren (Bohrdrähte oder

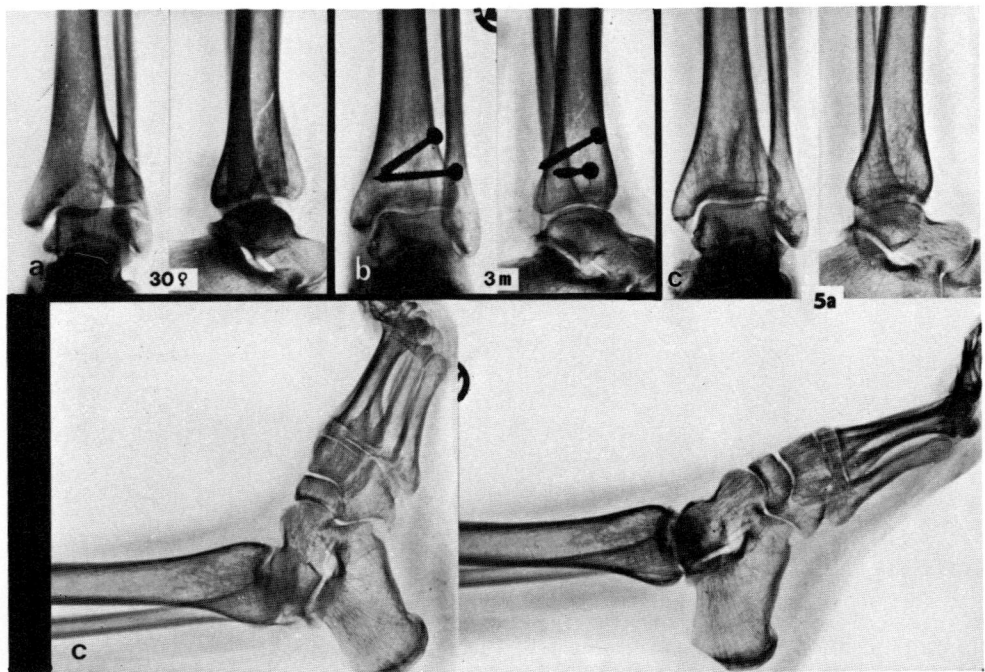

Abb. 25. a 30jährige Hausfrau, Sturz vom Pferd. Distaler Schienbeinbruch. Bruchform: Vordere Keile, Schweregrad III (Stufe mit Subluxation). Behandlung: Offene Reposition, 2 Corticalis-Schrauben, Oberschenkelgipsverband für 3 Monate, Gehbügel nach 6 Wochen, **b** Röntgenkontrolle bei Gipsabnahme nach 3 Monaten: Bruch ideal geheilt, 2 Schrauben, **c** Bei der Nachuntersuchung nach 5 Jahren (Privatunfall) Auswertung der Befragung: Gut. Oberes Sprunggelenk 10 Grad behindert, unteres Sprunggelenk 1/2 behindert, Knöchelgegend 2 cm verdickt, Wadenmuskelschwund 1 cm. Keine Arthrose

Schrauben) (Abb. 36), um die Gelenksfläche so weit wie möglich wieder herzustellen, das zentrale Hauptbruchstück in die wiederhergestellte „Keule" einzustauchen und dann entweder nur im Oberschenkelgips zu behandeln oder zusätzlich noch am „gezielten Fersenbeindraht" zu extendieren. Die Drahtextension ist allerdings wegen des Gipsverbandes nicht so wirksam. Habe ich keine Fixation der Hauptbruchstücke gemacht und nur im Schraubenzug nach Böhler oder auf einem Extensionstisch reponiert, muß ich unter Zug den Oberschenkelgipsverband anlegen (deshalb ist die Reposition gleich auf der Schiene nicht möglich). Wegen der Reibung des Gipsverbandes ist primär ein höheres Extensionsgewicht, nämlich 6–7 kg erforderlich und das Bettende muß auf 50 cm hochgestellt werden, da sonst der Patient immer zum Fußende gezogen wird. Ein Achsenausgleich ist im Gipsverband durch exzentrisches Einhängen nicht möglich, Wir entfernen daher nach Wundheilung den Gipsverband und behandeln ohne Gips in Extension weiter. Auf die Infektionen kommen wir noch beim entsprechenden Abschnitt zu sprechen.

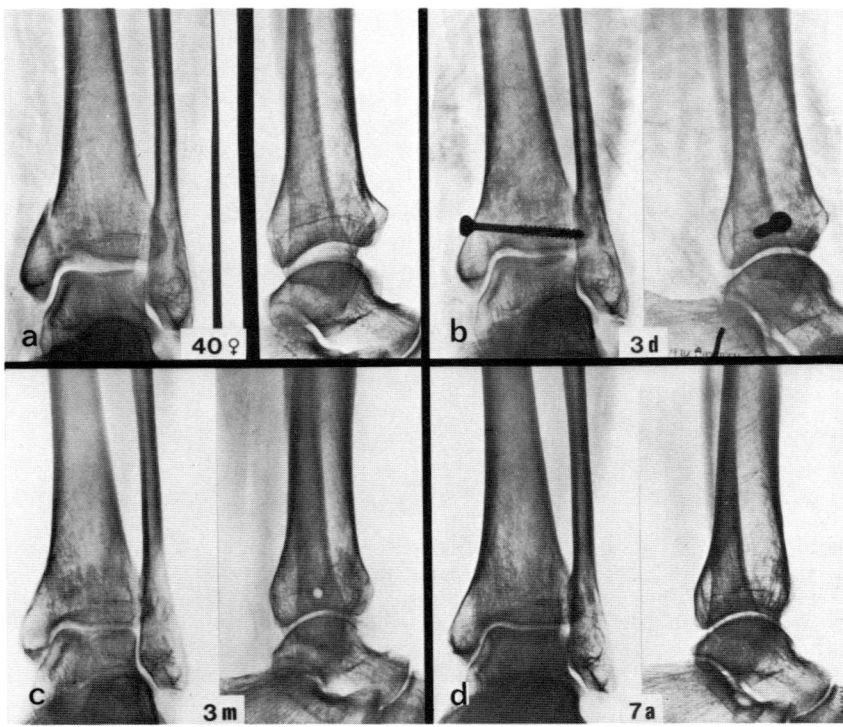

Abb. 26. a 40jährige Hausfrau, Skisturz. Distaler Schienbeinbruch links. Bruchform: Supinations- oder Varusbruch, Schweregrad II (Stufe ohne Subluxation). Behandlung: Offene Reposition, 1 Schraube, Oberschenkelgips für 12 Wochen, nach 6 Wochen Gehbügel, **b** Röntgenkontrolle am 3. Tag nach der Operation: Ideale Reposition, **c** Röntgenkontrolle nach 3 Monaten bei Gipsabnahme und Schraubenentfernung: Ideale Gelenksverhältnisse, achsengerecht geheilt, **d** Röntgenkontrolle nach 7 Jahren: Keine Arthrose, keine klinische Nachuntersuchung

8 Primäre Arthrodese
(Abb. 38, 39)

Wir haben sie selten gemacht. Sie ist unserer Meinung nach nur bei schwerst offenen Trümmerbrüchen angezeigt, wo die Gelenksfläche ganz zerstört und durch die bei der Arthrodese erforderlichen Verkürzung in einfacher Weise ein spannungsloser Wundschluß möglich wird.

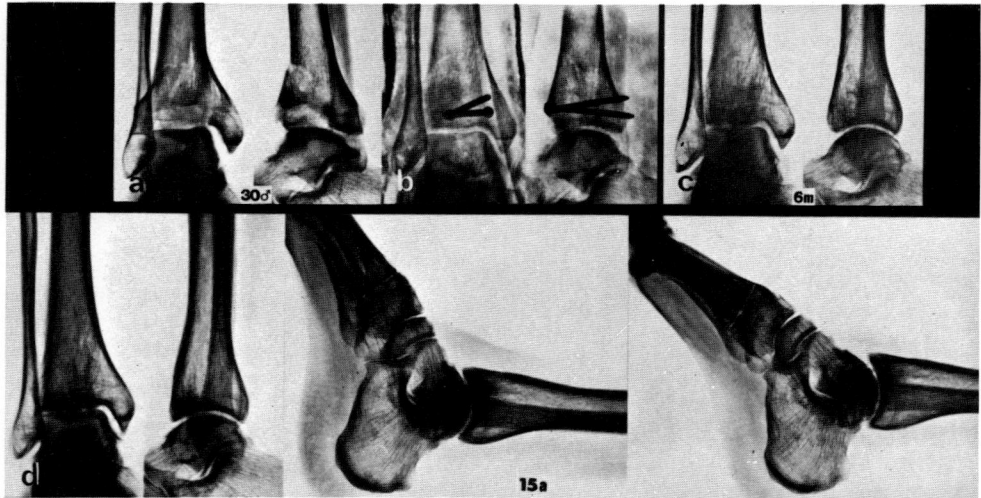

Abb. 27. a 30jähriger Elektromonteur, Leitersturz (3 Meter). Geschlossener distaler Schienbeinbruch rechts. Bruchform: Vorderer Keil, Schweregrad III (Stufe mit Subluxation). Behandlung: Primär offene Reposition, 2 Schrauben, Oberschenkelgips für insgesamt 12 Wochen, Gehbügel ab der 6. Woche, **b** Röntgenkontrolle im Gips nach der Operation: Die Gelenksfläche stufenfrei reponiert. Röntgenkontrolle nach 6 Monaten: Callöse Heilung, keine Stufe, keine Arthrose. Bei der Nachuntersuchung nach 15 Jahren (Arbeitsunfall) Auswertung der Befragung: Mäßig. Oberes Sprunggelenk 30 Grad behindert, unteres Sprunggelenk 1/2 behindert. Knöchelgegend 1 cm verdickt, Muskelschwund Wade 1 cm. Keine Varicen. Mittelschwere Arthrose

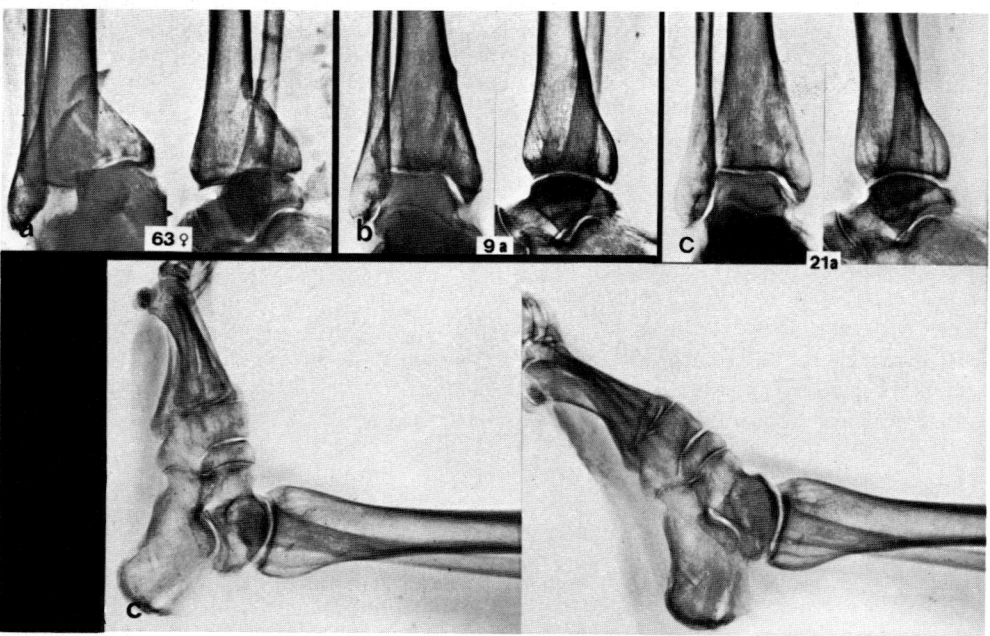

Abb. 28

◄

Abb. 28. a 63jährige Hausfrau, Leitersturz. Geschlossener distaler Unterschenkelbruch rechts. Bruchform: Supinations- oder Varusbruch. Schweregrad III (Stufe mit Subluxation des Sprungbeines). Behandlung: Gezielter Fersenbeindraht, Reposition, Extension 5 kg, später 3 kg für 6 Wochen, dann Oberschenkelgehgipsverband für 8 Wochen, **b** Röntgenkontrolle nach 9 Jahren: Achsengerechte Stellung, keine Subluxation, keine wesentliche Arthrose, **c** Bei der Nachuntersuchung nach 21 Jahren (Privatunfall) Auswertung der Befragung: Sehr gut. Oberes und unteres Sprunggelenk frei, keine wesentliche Arthrose

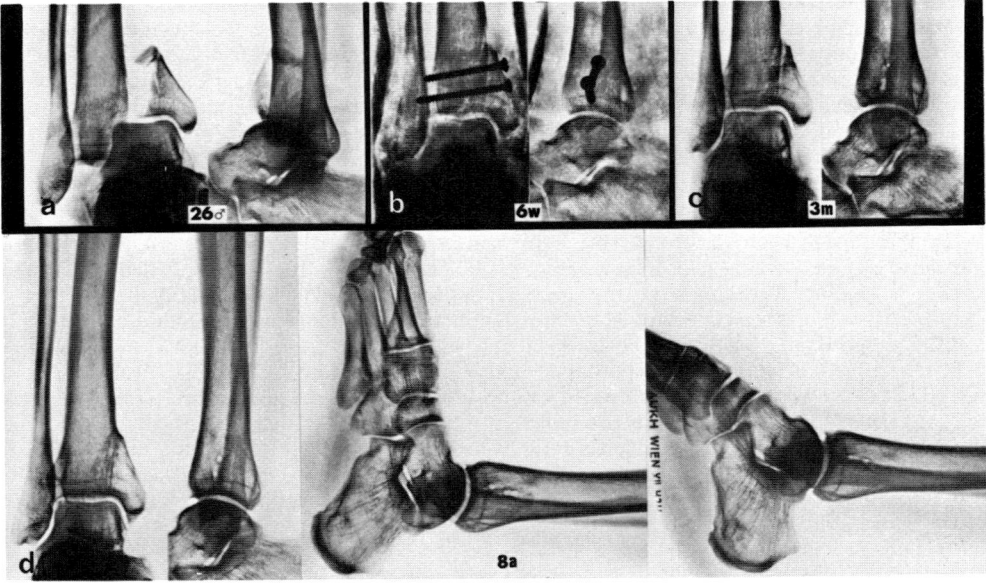

Abb. 29. a 26jähriger Spengler, Sturz vom Gerüst. Offener (Grad I) distaler Schienbeinbruch rechts. Bruchform: Supinations- oder Varusbruch. Schweregrad III (Stufe mit Luxation). Behandlung: Wundausschneidung, Reposition, 2 Corticalisschrauben, Naht, Oberschenkelgips für 12 Wochen, Gehbügel nach der 6. Woche. Wundheilung pp, **b** Röntgenkontrolle nach 6 Wochen im Gips: Keine Stufe, keine Achsenknickung, 2 Corticalisschrauben, **c** Bei der Nachuntersuchung nach 8 Jahren (Arbeitsunfall) Auswertung der Befragung: Sehr gut. Oberes und unteres Sprunggelenk frei, Knöchelgegend 1 cm verdickt, kein Muskelschwund. Leichte Arthrose

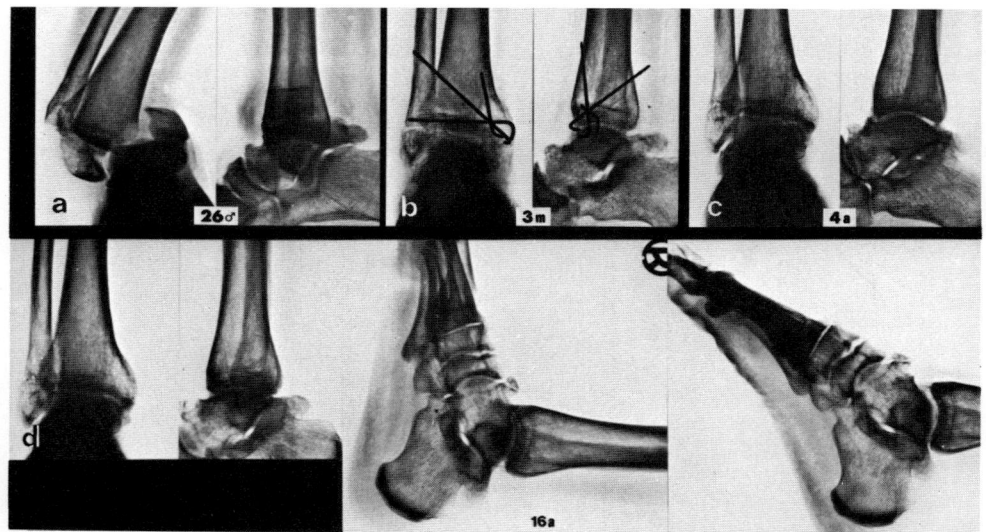

Abb. 30. a 36jähriger Hilfsarbeiter, Fußballsturz. Geschlossener distaler Unterschenkelbruch rechts. Bruchform: Varus- oder Supinationsbruch. Schweregrad III (Stufe mit Subluxation), Seitenverschiebung um volle Breite nach medial. Behandlung: Primär offene Reposition des Innenknöchels und des medialen Anteiles des Schienbeines, 3 Bohrdrähte. Oberschenkelgipsverband für 12 Wochen, ab der 6. Woche als Gehgips, **b** Röntgenkontrolle bei Gipsabnahme nach 3 Monaten: Keine Stufe, keine Seitenverschiebung, deutliche Knochenatrophie, **c** Röntgenkontrolle nach 4 Jahren: Leichte Arthrose, **d** Bei der Nachuntersuchung nach 16 Jahren (Privatunfall) Auswertung der Befragung: Sehr gut. Seitengleiche Sprunggelenksbeweglichkeit, Knöchelgegend 2 cm verdickt, kein Muskelschwund, Ideale Gelenksstellung, leichte Arthrose

Abb. 31. a 17jähriger Malerlehrling mit PKW gegen Baum gefahren. Geschlossener distaler Schienbeinbruch rechts. Bruchform: Supinations- oder Varusbruch, Zerreißung der Syndesmose (etwas atypisch), Schweregrad III (Stufe mit Subluxation). Nebenverletzung an der gleichen Extremität: Infracondyl. Schienbeinbruch, Oberschenkelschaftbruch. An der linken Extremität schwer offener Unterschenkelbruch. Behandlung: Primär offene Reposition, Bohrdrahtfixation, Oberschenkelgips, Extension supracondyl. wegen des Oberschenkelbruches. PP Heilung. Links primär Wundausschneidung, 2 Markdrähte, Oberschenkelgips. Sekundär nach 5 Wochen offene Marknagelung des Oberschenkels rechts, Oberschenkelgehgipsverband rechts für insgesamt 12 Wochen, **b** Röntgenkontrolle im Gips nach der offenen Reposition: 5 Bohrdrähte, ideale Gelenksverhältnisse, **c** Röntgenkontrolle 3 Monate nach Gipsabnahme und Bohrdrahtentfernung: Das Gelenk sehr gut reponiert, auch die Syndesmose in Ordnung, mäßige Knochenatrophie, **d** Röntgenkontrolle nach 5 Monaten: Die schwere Gelenksfraktur nicht mehr zu erkennen. Kaum Knochenatrophie

Abb. 32. a 44jähriger Elektriker, Baumsturz ca. 4 m. Offener (Grad II) distaler Unterschenkelbruch rechts. Bruchform: Vordere hintere Schienbeinhälfte, Schweregrad III (Stufe mit Subluxation), Seitenverschiebung um volle Breite in beiden Ebenen, **b** Behandlung: Wundausschneidung, offene Reposition, Minimalosteosynthese mit 3 Bohrdrähten, Oberschenkelgipsverband für 3 Monate. Wundheilung pp, **c** Röntgenkontrolle nach Gipsabnahme: Callöse Heilung achsengerecht ohne Stufe im Gelenk, ohne Seitenverschiebung, mäßige Knochenatrophie, **d** Bei der Nachuntersuchung nach 9 Jahren (Privatunfall) Auswertung der Befragung: Sehr gut. Oberes und unteres Sprunggelenk frei. Knöchelgegend 2 cm verdickt, Wadenmuskelschwund 1 cm, keine wesentliche Arthrose

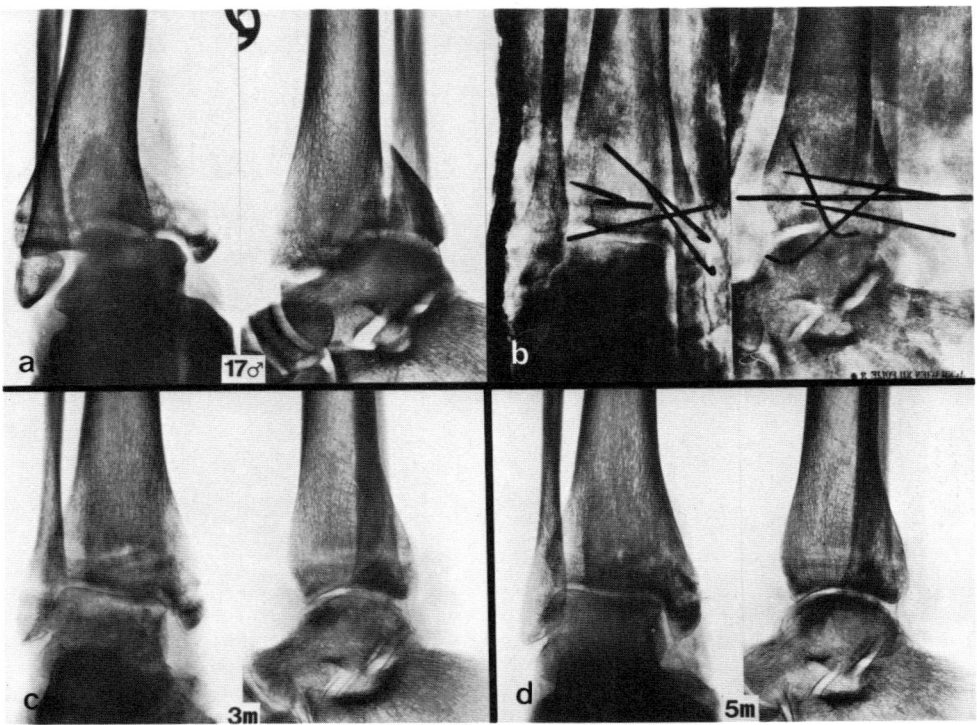

Abb. 31

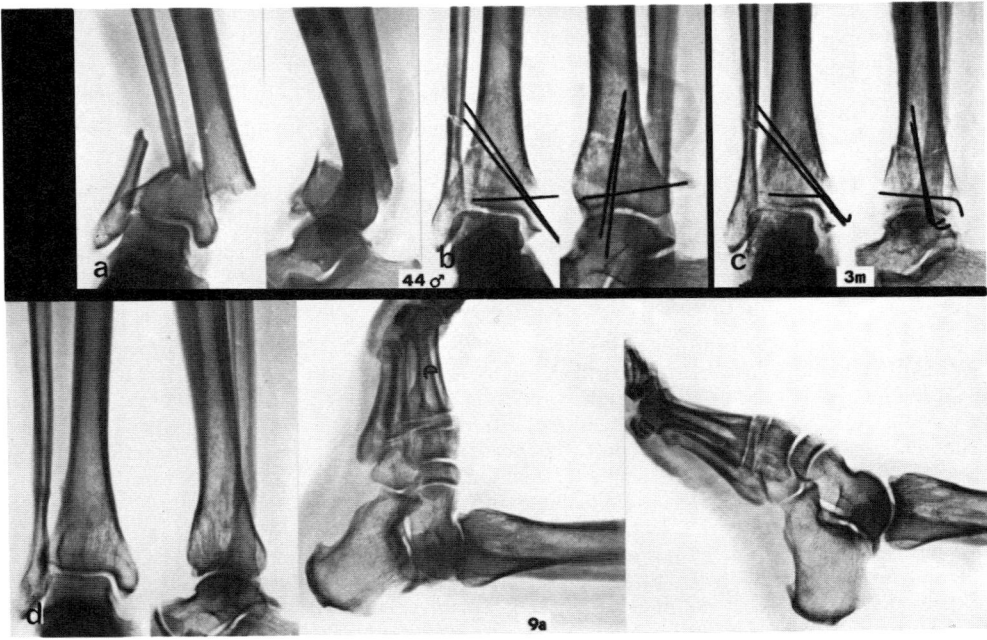

Abb. 32

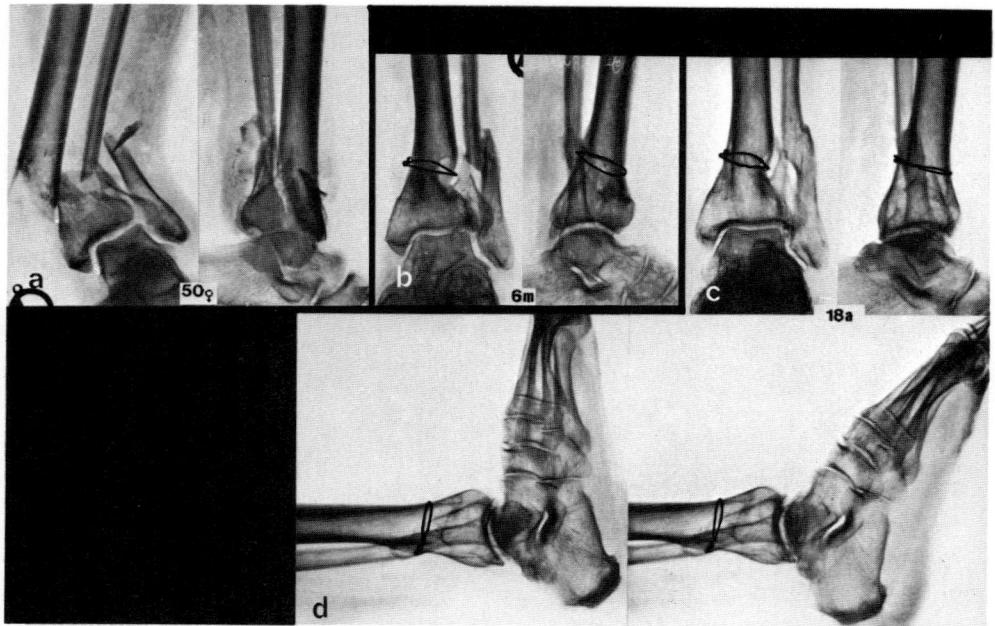

Abb. 33. a 50jährige Hilfsarbeiterin, 3 m Sturz. Schwer offener (Grad III) distaler Unterschenkelbruch links. Bruchform: kleiner lateraler Keil mit zentraler Subluxation, Seitenverschiebung um volle Breite, Schweregrad III, Behandlung: Wundausschneidung, Reposition, lockere zirkuläre Drahtschlinge, Einstauchen des proximalen Fragmentes in das periphere, dadurch Verkürzung 1,5 cm, spannungsloser Hautschluß möglich. Oberschenkelgips für 4 Monate. Wundheilung pp, b Röntgenkontrolle nach 6 Monaten bei Behandlungsabschluß: Achsengerechte Heilung, kleine Gelenksstufe im Bereiche des lateralen Keiles (Abmeißelung zweckmäßig!), c, d Bei der Nachuntersuchung nach 18 Jahren (Privatunfall) Auswertung der Befragung: Gut. Oberes Sprunggelenk 20 Grad behindert, unteres Sprunggelenk halbbehindert, 1 cm Knöchelschwellung, kein Muskelschwund, achsengerecht. Leichte Arthrose

▶

Abb. 34. a 48jähriger Bindermeister, Sturz von der Leiter. Schwerst offener (Grad III) distaler Unterschenkelbruch. Bruchform: Vordere hintere Schienbeinhälfte, Schweregrad III (Stufe mit Subluxation), b Behandlung: Wundausschneidung, offene Reposition, ineinanderstellen und stauchen der Bruchstücke, Minimalosteosynthese mit 4 Bohrdrähten, Oberschenkelgips für 16 Wochen, davon 6 Wochen ohne Gehbügel. Leichte Hautnekrose. Nebenverletzung: Kompressionsbruch des 1. Lendenwirbels. Röntgenkontrolle nach Reposition im Oberschenkelspaltgipsverband: Keine Stufe, achsengerecht, 4 Bohrdrähte, Verkürzung, gemessen am Wadenbein, 1,5 cm. Keine Seitenverschiebung am Schienbein, c Röntgenkontrolle nach 2 Jahren: Knöcherne Heilung ohne wesentliche Stufe, achsengerecht, d bei der Nachuntersuchung nach 9 Jahren (Privatunfall) Auswertung der Befragung: Gut. Oberes Sprunggelenk 30 Grad behindert, unteres Sprunggelenk 1/2 behindert, Knöchelgegend 1 cm verdickt, kein Muskelschwund, mittelschwere Arthrose

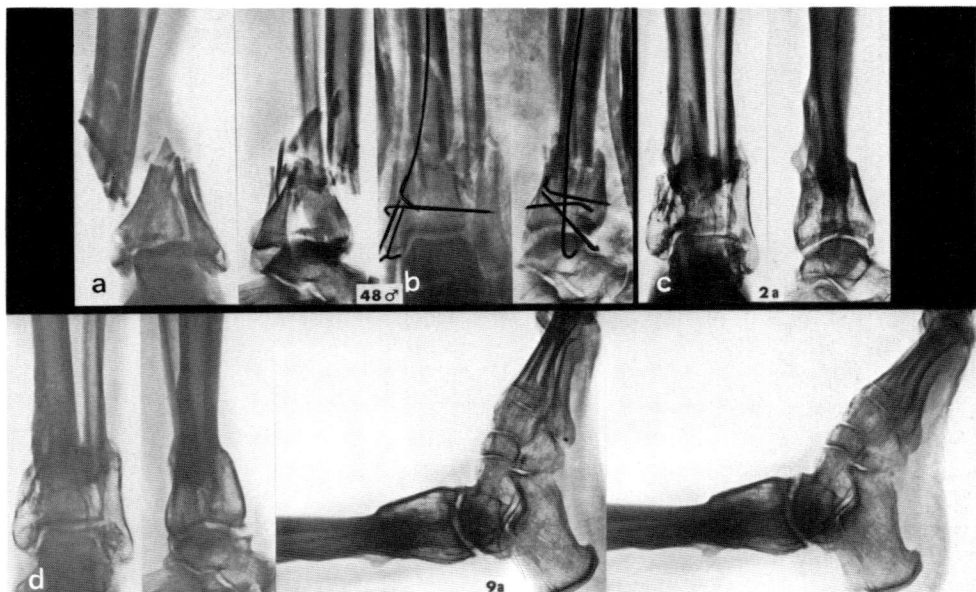

Abb. 34

9 Infektionen

9.1 Infektionen durch den Extensionsdraht

Auf die Gefahr, die hauptsächlich durch das Gleiten des Drahtes hervorgerufen wird, haben wir schon hingewiesen. Der genauen 2mal täglichen Kontrolle der Nagelstellen kommt besondere Bedeutung zu. Man darf Schmerzen, die der Patient an den Drahtstellen angibt, nicht bagatellisieren, sondern muß immer ganz genau nachsehen. Sind noch keine Entzündungszeichen zu sehen und ist das Beklopfen des Drahtes nicht mit Schmerzen im Fersenbein verbunden, so kann man Alkohol- oder nebacitingetränkte Tupfer auftragen lassen, die feucht gehalten werden müssen. Meist kann man durch diese Maßnahme einen beginnenden Infekt zum Abklingen bringen. Ist dies nicht der Fall, darf nicht zugewartet werden.

9.1.1 Leichte Infektion durch den Extensionsdraht

Man muß in Narkose den Draht ziehen und einen Oberschenkelgipsverband mit Fenster über den Drahtstellen anlegen. Diese müssen täglich verbunden werden. Klingt der Infekt nicht ab, so haben wir eine

9.1.2 Schwere Infektion durch den Extensionsdraht,

die breit indiziert werden muß. Besonders gefährlich sind Infektionen des Extensionsdrahtes bei offenen Frakturen. Man soll deshalb die Drahtstellen am besten schon primär frei-

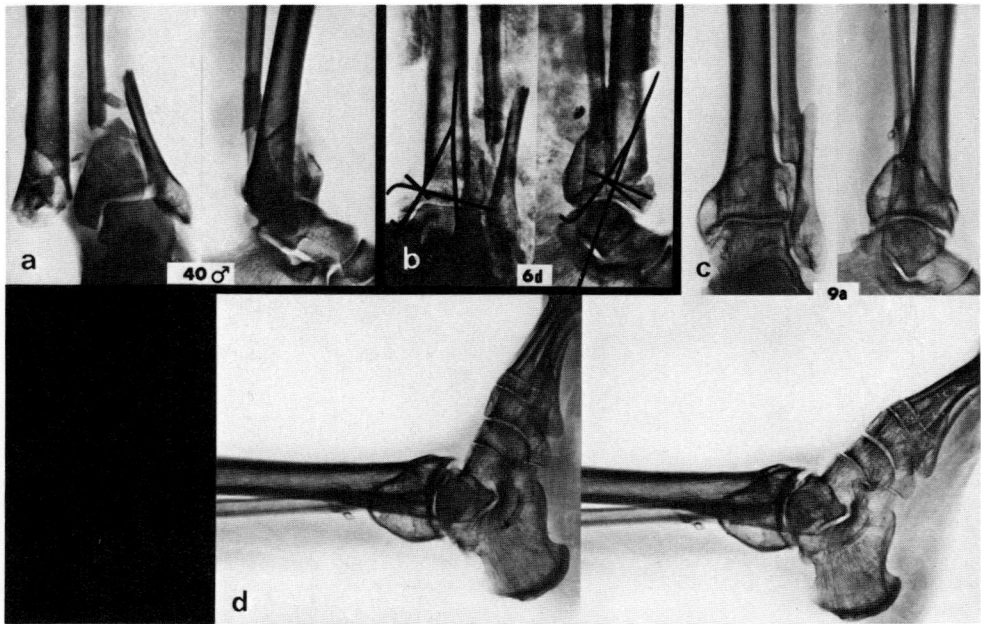

Abb. 35. a 40jähriger Landwirt, Sturz vom Strohwagen. Schwerst offener (Grad III) distaler Unterschenkelbruch links. Bruchform: Gruppe III und IV überwiegend vordere hintere Hälfte, aber doch auch ganz kleiner vorderer lateraler Keil. Seitenverschiebung um mehr als Schaftbreite. Schweregrad III (Stufe mit Subluxation), Behandlung: Wundausschneidung (der Knochen ausgedehnt mit Erde verschmutzt), deshalb Kürzung des Knochens, das proximale Bruchstück wird in das periphere Bruchstück gestellt, Minimalosteosynthese mit 4 Bohrdrähten, Oberschenkelgipsverband für 14 Wochen. Gehbügel nach der 6. Woche. Wundheilung pp, **b** Röntgenkontrolle nach 6 Tagen im Gips, der medial gefenstert ist. Es besteht gegenüber dem kleinen lateralen Keil eine zentrale Subluxation, Verkürzung gemessen am Wadenbein 3 cm. Achsengerechte Stellung, **c, d** bei der Nachuntersuchung nach 9 Jahren (Arbeitsunfall) Auswertung der Befragung: Mäßig. Oberes Sprunggelenk 30 Grad behindert, unteres Sprunggelenk 3/4 behindert. Knöchelgegend 2 cm verdickt, (deutliche Varicen) Muskelschwund 4 cm. Bruch knöchern geheilt. Gegenüber dem kleinen vorderen Keil, Stufe. Nur dort deutliche Arthrose. (Sekundäre Abmeißelung wäre angezeigt gewesen!). Antekurvation 7 Grad, ap achsengerecht

legen, locker mit sterilen Reitern auslegen und eine Pelotte über den Gips geben. So ist es für den Visite machenden Arzt einfach, die Drahtstellen zu kontrollieren. Das Freilegen des Drahtes im harten Gips bei liegender Extension am nächsten Tag ist mühsam und zeitraubend und wird nur zu gerne verschoben und über geklagte Beschwerden des Patienten hinweggehört oder gar nur ein Analgeticum verordnet. So kann sich eine anfangs harmlose Infektion unter dem Gipsverband zum Bruchhämatom hin ausbreiten und zu einer schweren Knocheninfektion führen. Auch hier ist das Unterlassen eines kleinen Details, nämlich des Fensters der Drahtstellen schuld an einer schweren Komplikation.

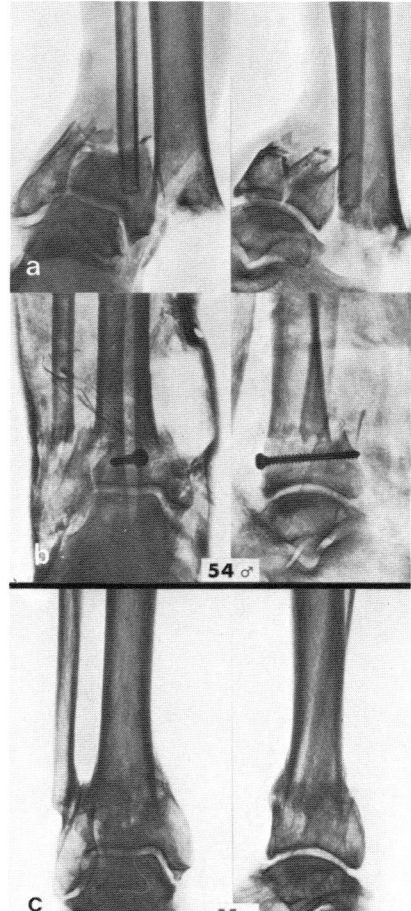

Abb. 36. a 54 jähriger Werkmeister, Sturz aus
3 m Höhe. Schwerst offener (Grad III) distaler
Unterschenkelbruch rechts mit supramall.
Verschiebung um volle Breite in beiden Ebenen. Bruchform: Vordere und hintere Schienbeinhälfte, Schweregrad I (!) (keine Stufe im
Gelenk), b Behandlung: Wundausschneidung,
Reinigung des Knochens, Verschraubung der
vorderen und hinteren Schienbeinhälfte mit 1
Schraube, dann wird der Schaft in die so sta-
bilisierte „Keule" eingestaucht und der Unterschenkel 1 cm verkürzt, das Wadenbein muß
nebeneinander stehen. Wundschluß durch die
Verkürzung des Knochens spannungsfrei möglich. Oberschenkelgips für 16 Wochen. Röntgen zeigt achsengerechte Stellung. Wundheilung pp, c Röntgenkontrolle nach 11 Monaten: Bruch knöchern achsengerecht geheilt,
leichte Arthrose. Keine klinische Nachuntersuchung

9.2 Infektion nach Osteosynthesen
(Abb. 40)

Da wir eine sehr strenge Operationsindikation stellen und kurzdauernden Operationen den
Vorzug geben, haben wir bei den gesschlossenen Frakturen selten Infektionen. Die offene
Fraktur ist dagegen an sich und somit auch nach Osteosynthesen sehr infektionsgefährdet.

Die Haut ist meist sehr stark gequetscht, der Knochen nur von Haut-, Sehnen- und Bändern
und Gelenkskapsel bekleidet. Schon eine kleine Hautnekrose kann rasch und leicht zum
Knochen vordringen und langwierige Osteitis erzeugen.

42

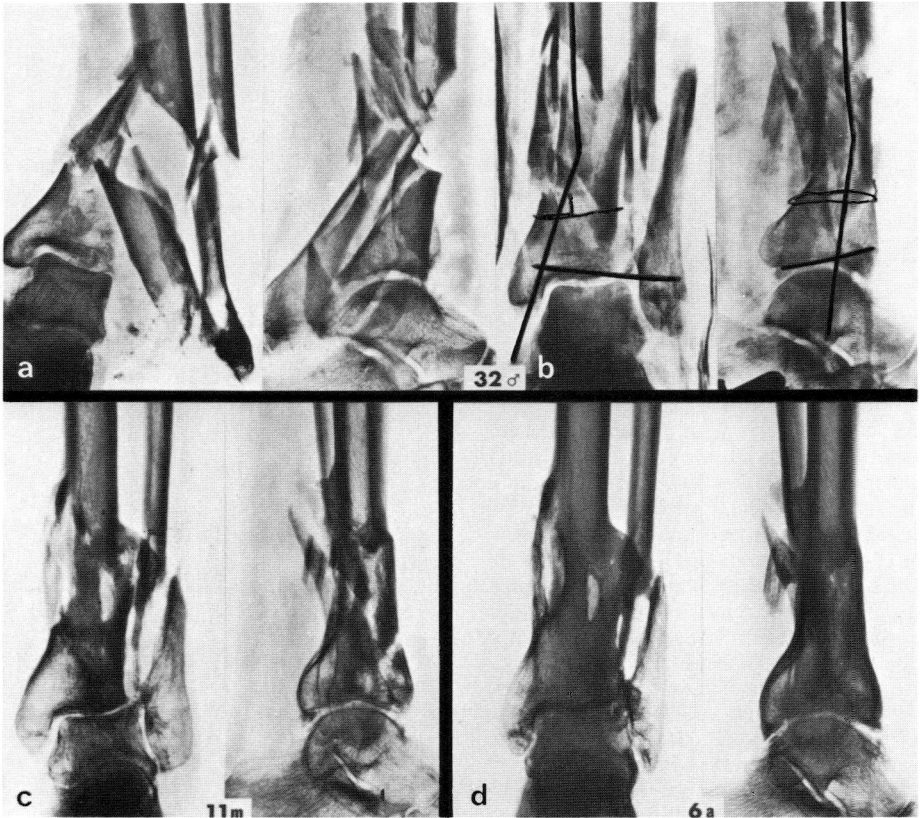

Abb. 37. a 32jähriger Aufzugsmonteur, vom 2. Stockwerk abgestürzt. Schwerst offener distaler Unterschenkelbruch (Grad III). Bruchform: Regelloser Trümmerbruch, Schweregrad III. Behandlung: Wundausschneidung, Naht, Reposition, **b** mit gezieltem Fersenbeindraht, Minimalosteosynthese mit Verkürzung von fast 3 cm um spannungsfreien Hauschluß zu erzielen und die Fußdurchblutung nicht zu gefährden. Belassen des Fersenbeindrahtes, aber keine Extension. Wundheilung bis auf Hautnekrose über dem Wadenbein pp. Deshalb dort sekundäre Wadenbeinabmeißelung. Oberschenkelgehgipsverband für 5 Monate, ab der 8. Woche Gehbügel, **c** Röntgenkontrolle nach 11 Monaten: Schienbein callös geheitlt, achsengerecht, man sieht aber noch deutlich Knochennekrosen in den eingeheilten Trümmern des Schienbeines, **d** Röntgenkontrolle nach 6 Jahren: Der Bruch knöchern geheilt, die Keile und Stücke ideal eingebaut, schwere Arthrose des oberen Sprunggelenkes. Keine klinische Nachuntersuchung

Wir unterscheiden folgende Grade der Infektion:

9.2.1 Oberflächliche Wundinfektion (Stichkanaleiterungen);
9.2.2 Hautnekrosen leicht (ohne Notwendigkeit einer Plastik);
9.2.3 Hautnekrosen schwer (mit Notwendigkeit einer Plastik und andere Weichteilinfektionen);
9.2.4 Osteitis (Sequestrotomie) (Abb. 9);
9.2.5 Amputation als Infektionsfolge (Abb. 41).

Diese Einteilung bedarf keiner Erklärung.

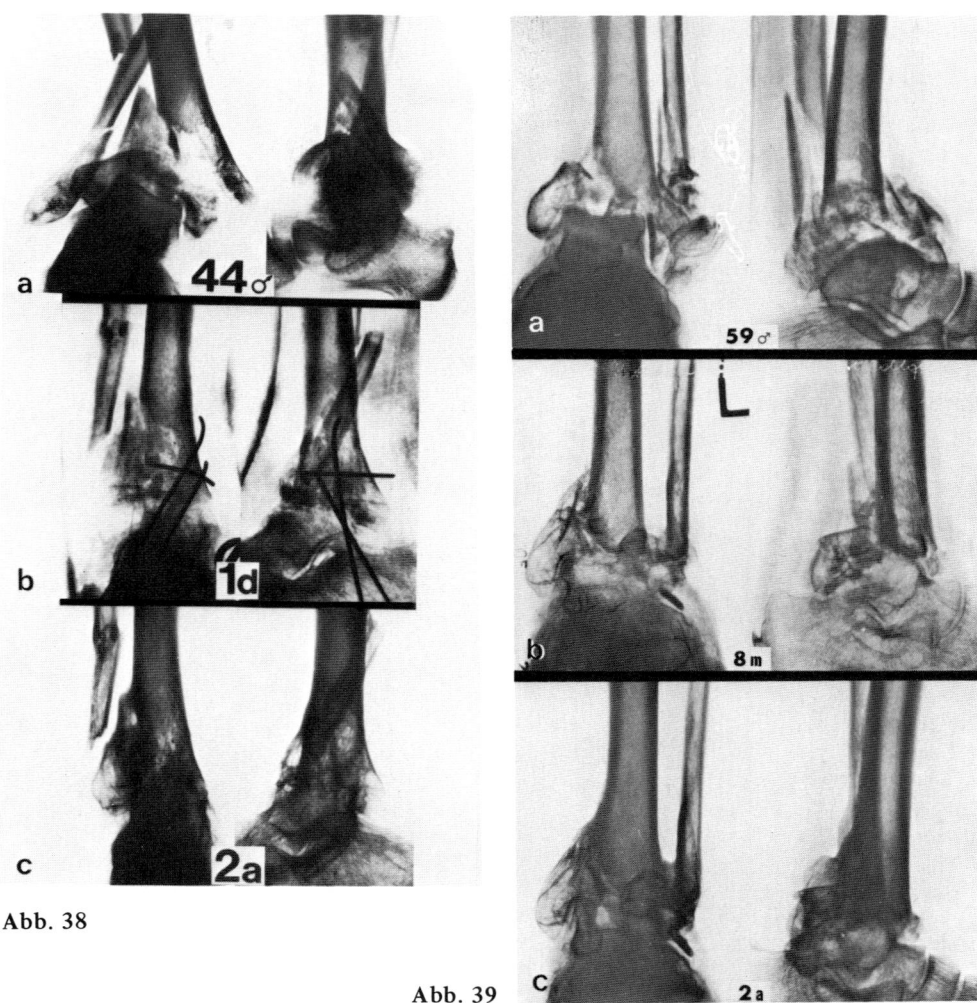

Abb. 38

Abb. 39

Abb. 38. a 44jähriger Hilfsarbeiter, Leitersturz. Schwerst offener (Grad III) distaler Unterschenkelbruch rechts mit Hautdefekt. Bruchform: Trümmerbruch, Schweregrad III (Stufe mit Subluxation). Behandlung: Wundausschneidung, primäre Arthrodese mit 3 Bohrdrähten, Entfernung des peripheren Wadenbeins, Oberschenkelgipsverband für 4 Monate, b Röntgenkontrolle nach der primären Versorgung: Talus und distale Schienbeingelenksfläche sparsam reseziert, 3 Bohrdrähte, achsengerechte Stellung, c Röntgenkontrolle nach 2 Jahren: Arthrodese durchgebaut

Abb. 39. a 59jähriger Zimmerer, zwischen zwei Baumstämmen eingeklemmt. Schwerst offener (Grad III) distaler Unterschenkelbruch *links*. Bruchform: Regelloser Trümmerbruch, Schweregrad III (starke Verwerfung). Nebenverletzung: offener Stückbruch des *rechten* Unterschenkels. Behandlung: Wegen der schweren offenen Zertrümmerung links und der schlechten Durchblutung wird nun die Wunde ausgeschnitten, der vorstehende Außenknöchel entfernt, der Talus angefrischt und so eine einfache primäre Arthrodese gemacht. Oberschenkelgipsverband für Monate. Leichte Randnekrose als Wundstörung, b Röntgenkontrolle nach 8 Monaten: Achsengerechte Stellung, die Arthrodese im Durchbau, c Röntgenkontrolle nach 2 Jahren: Knöcherner Durchbau der Arthrodese, keine klinische Nachuntersuchung

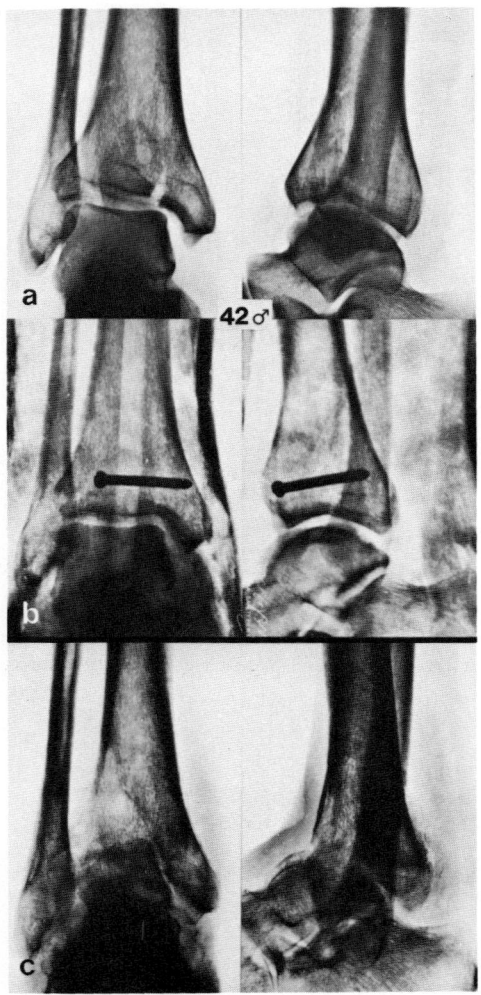

Abb. 40. a, b. 42jähriger Monteur, Sturz von der Leiter, geschlossener distaler Unterschenkelbruch re. *Bruchform*: 1–2 vordere Keile, Schweregrad III (Stufe mit Subluxation). *Behandlung*: offene Reposition, 2 Schrauben, schwere Infektion, die die Entfernung der Schrauben und Sequestrotomie erfordert, c Ausheilung der Infektion in stark subluxierter Stellung des Sprungbeines

Unsere Behandlungsprizipien der Infektionen unterscheiden sich nicht von den jetzt überall gemachten, allerdings erachten wir immer eine Gipsruhigstellung für nötig. Ein Fortschritt könnte die Lokalanwendung von Gentamycinketten nach radikaler Entfernung alles abgestorbenen und infizierten Gewebes bringen, vielleicht auch der „Fixateur externe". Bisher haben wir aber bei den distalen Unterschenkelfrakturen damit noch keine eigene Erfahrung.

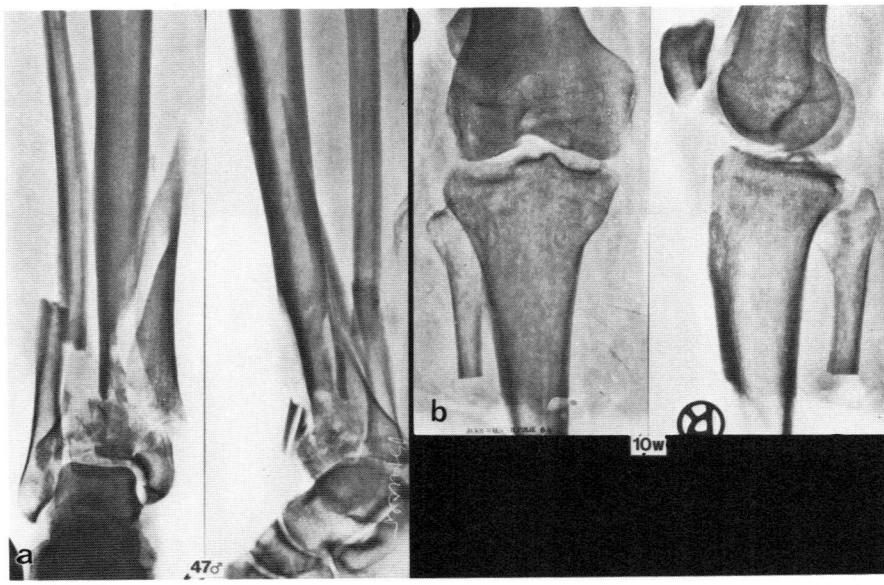

Abb. 41. a 47jähriger Polizist, Verkehrsunfall, offener (Grad II) distaler Unterschenkelbruch. Bruchform: Regelloser Trümmerbruch, Schweregrad III. Behandlung: Wundausschneidung, Naht, gezielter Fersenbeindraht, Reposition, Extension 4 kg, *kein* Gips (dies
war ein Fehler der Behandlung). Es kommt zu einer schweren Infektion, die eine Amputation erfordert, **b** Zeigt den Unterschenkelstumpf

10 Nachbehandlung

Nach Gipsabnahme haben wir in den früheren Jahren gleich einen Zinkleimverband für den
Unterschenkel und eine elastische Binde für das Knie angelegt. Jetzt verwenden wir mit
sehr gutem Erfolg die elastischen Antithrombotic-Strümpfe, wie sie von verschiedenen Fir-
men angeboten werden. Es ist wichtig, den Verletzten darauf aufmerksam zu machen,
daß in den ersten Tagen nach Gipsabnahme das Gehen etwas mühsam ist. Man muß ihn
vor Übertreibungen in der Gangleistung warnen und ihm empfehlen, immer wieder Rast-
pausen mit Beinhochlagerung einzuschalten und auch ruhig wieder einen Stock zu verwenden. Reinigungsbäder und Schwimmen sind erlaubt. Langdauernde Anwendung von
heißem Wasser in Form von Steinsalz- oder Heublumenbäder etc. sollen aber unbedingt
vermieden werden. Es gilt auch hier heute noch der Grundsatz Böhlers: „Keine Übung
darf Schmerzen verursachen". Nach 1 bis 2 Wochen Übens und Gehens auf „dem Lande"
kann eine richtig durchgeführte Unterwassertherapie gute Erfolge bringen. Doch ist diese
nur dann zweckmäßig, wenn man einen gut geschulten Therapeuten im eigenen Haus zur
Verfügung hat, der mit dem Patienten gezielte und gut dosierte aktive Kräftigungs- und
Entspannungsübungen macht, Beinübungen zeigt und „Hausaufgaben" stellt. Die Über-
weisung an auswärtige unbekannte Unterwasserinstitute ist gefährlich, da dort meist nur
Kenntnisse in der Sportmassage vorhanden sind, die bei der Nachbehandlung von Frakturen

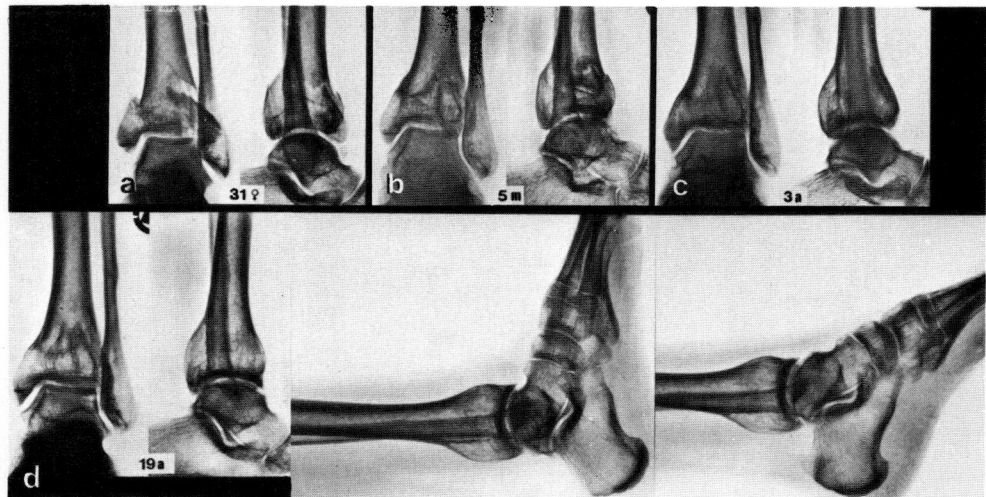

Abb. 42. a 31jährige Hausfrau, Sturz vom Baum. Geschlossener distaler Unterschenkelbruch links. Bruchform: Kleiner vorderer lateraler Keil mit zentraler Subluxation. Schweregrad III (Stufe mit Subluxation). Behandlung: Gezielter Fersenbeindraht, Reposition, Extension 5 kg durch 5 Wochen, dann Oberschenkelgehgipsverband für weitere 7 Wochen, **b** Röntgenkontrolle nach 5 Monaten: Bruch geheilt, Varus 3–5 Grad, Keil nicht gut reponiert, es besteht eine Stufe von 5 mm. Der Keil hindert die Dorsalflexion und wird deshalb nach einem Jahr abgemeißelt, **c** Röntgenkontrolle nach 3 Jahren: Jetzt keine Stufe mehr, angedeutete Arthrose, **d** bei der Nachuntersuchung nach 19 Jahren (Privatunfall) Auswertung der Befragung: Gut. Oberes Sprunggelenk fast seitengleich, unteres Sprunggelenk 1/4 behindert, Knöchelgegend 2 cm verdickt, Muskelschwund 2 cm an der Wade, leichte Arthrose, die in den 16 Jahren, seit der letzten Kontrolle, kaum zugenommen hat

mehr schadet als nützt. Regelmäßige Kontrolle durch den erfahrenen Unfallchirurgen sind erforderlich. Genaue vergleichende Gelenksmessungen sind nicht nur zur wissenschaftlichen Dokumentation, sondern auch zur psychologischen Patientenbetreuung unbedingt notwendig.

11 Sekundäre Operationen

11.1 Knochenabmeißelung
(Abb. 42)

Sie sind selten. Es kann z.B. vorkommen, daß bei einer Fraktur mit Trümmerzone ein Knochenfragment des Schienbeins oder der Fibula von innen auf die Haut drückt und wegen der Gefahr der Hautnekrose abgemeißelt werden muß.

Es soll aber hier ein Frakturtyp erwähnt werden, bei dem wir retrospektiv bei kritischer Beurteilung unserer Nachuntersuchungsergebnisse zu wenig oft Gebrauch von einer Knochenabmeißelung gemacht haben.

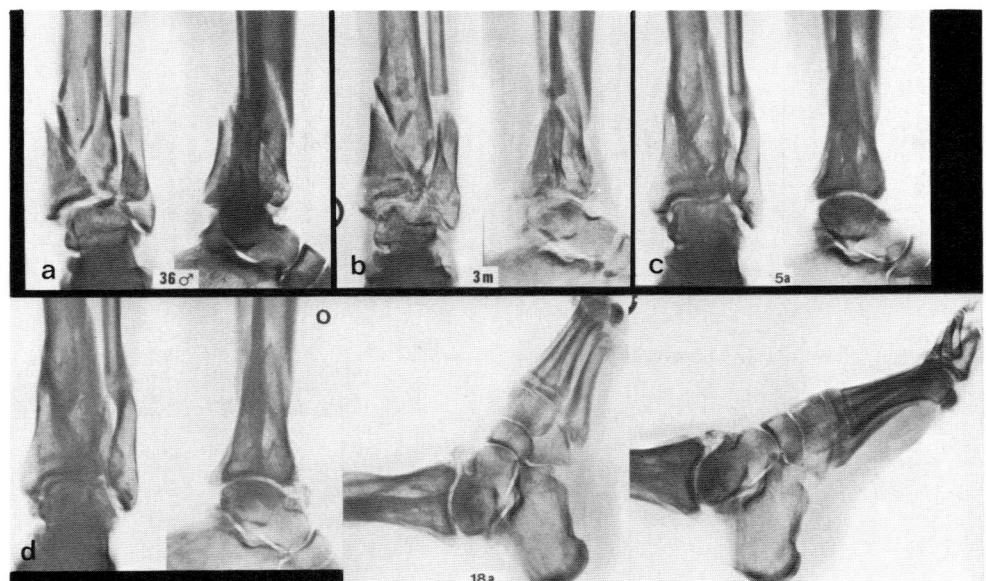

Abb. 43. a 36jähriger Elektrotechniker, Absturz beim Segelfliegen. Geschlossener distaler Unterschenkelbruch links. Bruchform: Trümmerbruch, Schweregrad III (Verwerfung der Bruchstücke) und re. schwerer Trümmerbruch des Oberschenkels. Behandlung: Gezielter Fersenbeindraht, Reposition, Extension 4 kg. Da sich das Wadenbein mit seinem Querbruch aufeinanderstellt und die Gefahr der verzögerten Heilung besteht, Fibularesektion und Oberschenkelgips ab der 5. Woche. Pat. liegt 14 Wochen im Bett, da auch der Trümmerbruch des rechten Oberschenkels in Extension behandelt wird, **b** Röntgenkontrolle nach 3 Monaten: Bruch achsengerecht ohne wesentliche Stufe callös geheilt. Mäßige Knochenatrophie, **c** Röntgenkontrolle nach 5 Jahren: knöcherne Heilung, mittelstarke Arthrose, **d** bei der Nachuntersuchung nach 18 Jahren (Privatunfall) Auswertung der Befragung: Gut. Oberes Sprunggelenk 30 Grad behindert, unteres Sprunggelenk 1/4 behindert, Knöchelgegend 1 cm geschwollen, Muskelschwund 5 cm an der Wade, mittelschwere Arthrose

Es gibt Brüche vom Typ: „Kleiner vorderer lateraler Keil mit zentraler Subluxation des Sprungbeines", wo dieser Keil nur ganz schmal ist. Er läßt sich dann konservativ manchmal nicht oder nicht ganz reponieren. Eine offene Reposition erschien uns, da die Gelenksfläche sonst intakt war, nicht erforderlich. Wir haben leider nur vereinzelt aber nicht immer diese vorstehenden Keile sekundär abgemeißelt. Beläßt man sie, so bilden sich dort Vorsprünge und sie behindern vor allem die Dorsalflexion des oberen Sprunggelenkes. Wir werden in Zukunft von diesem kleinen Eingriff noch mehr Gebrauch machen (z.B. Abb. 35).

11.2 Fibulaosteotomie
(Abb. 43, 44)

Sie kann aus zwei Gründen angezeigt sein:
a) Wenn bei distalen Unterschenkelbrüchen und supramalleolärer Trümmerzone das Wadenbein aufeinander steht oder sich bei der Reposition aufeinandergestellt hat. Man kann dadurch verzögerte Heilung oder sekundäre Varusstellung des Schienbeins verhindern.

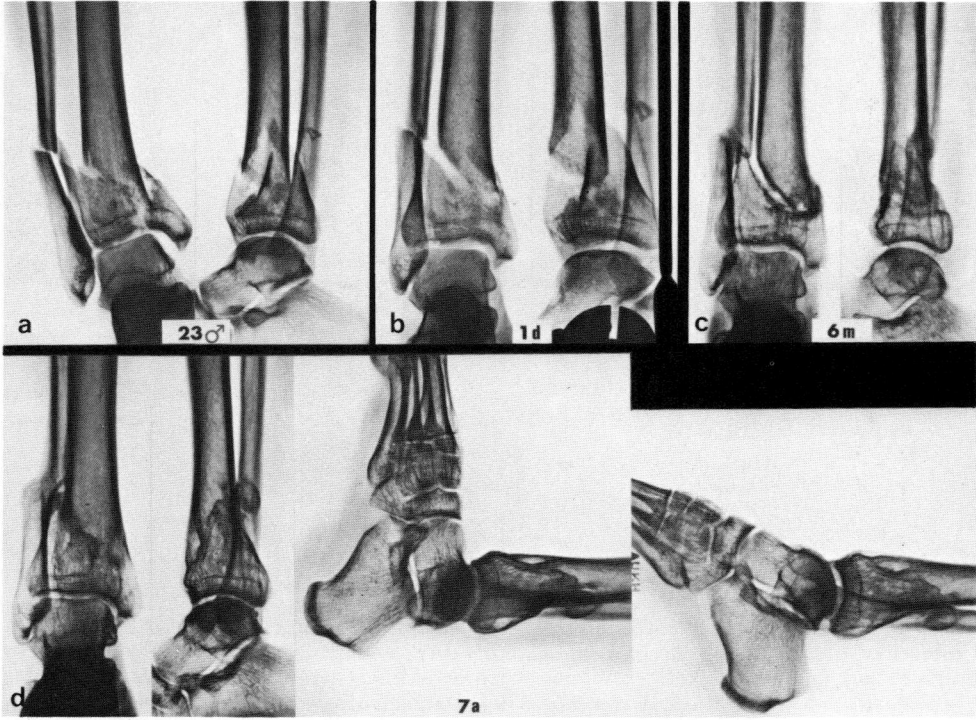

Abb. 44. a 23jähriger Elektriker, Skisturz. Distaler Unterschenkelbruch. Bruchform: Supinations- oder Varusbruch. Schweregrad II (Stufe ohne Subluxation). Behandlung: Gezielter Fersenbeindraht, Reposition, Extension 4–2 kg durch 6 Wochen, dann Oberschenkelgipsverband für weitere 6 Wochen, **b** Röntgenkontrolle am Tag nach dem Unfall in Extension: Keine Stufe, annähernd achsengerecht, das Wadenbein hat sich aufeinandergestellt, dadurch Diastase der Tibia supramalleolär. Deshalb am 5. Tag Fibulaosteotomie und Reduktion des Zuggewichtes auf 2 kg, **c** Röntgenkontrolle nach 6 Monaten: Der Bruch des Schienbeins ist über eine medial hintere Callusbrücke callös geheilt. Der Bruchspalt ist lateral noch deutlich zu erkennen. Das osteotomierte Wadenbein steht nebeneinander, ist geheilt und man kann die erwünschte Verkürzung von 7–10 mm. Klinisch war der Bruch schon nach 3 Monaten fest und wurde deshalb nicht weiter fixiert, **d** bei der Nachuntersuchung nach 7 Jahren (Privatunfall) Auswertung der Befragung: Gut. Oberes Sprunggelenk frei, unteres Sprunggelenk 1/4 behindert, Knöchelgegend nicht geschwollen, Muskelschwund an der Wade 2 cm, keine Gelenksstufe, achsengerecht. Keine Arthrose

b) Bei isolierten distalen Schienbeinbrüchen mit supramalleolären Trümmerzonen oder
   Supinationsbrüchen, weil sie eine große Tendenz haben in Varusstellung abzusinken.
Man soll an diesen kleinen und sehr erfolgreichen Eingriff immer denken.

11.3 Sekundäre Arthrodese
(Abb. 45)

Sie ist bei manchen Brüchen auch nach guter Reposition nicht zu vermeiden. Man sollte
sich dazu aber nicht zu früh entschließen und vor allem die Indikation nicht nach dem

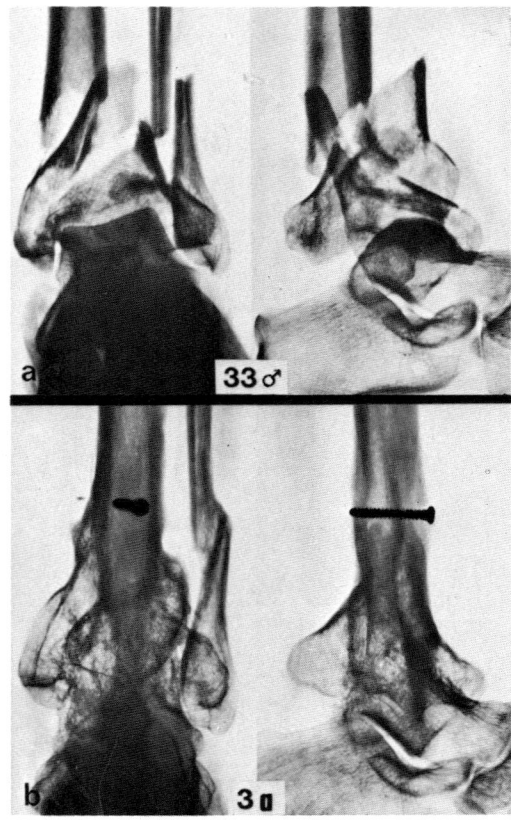

Abb. 45. a 33jähriger Eisenbieger, 5 m von einem Gerüst gestürzt. Distaler Unterschenkel-bruch links. Bruchform: Regelloser Trümmerbruch, Schweregrad III (starke Verwerfung mit Subluxation). Behandlung: Repositionsversuch, dann Oberschenkelgipsverband für 3 Monate, nach einem Jahr wird eine Verschiebespanarthrodese gemacht. **b** Röntgenkon-trolle nach 3 Jahren: Arthrodese in idealer Stellung durchgebaut

Röntgenbild festlegen. Man ist immer wieder erstaunt, wie wenig Beschwerden Verletzte nach Jahren und Jahrzehnten mit schweren Arthrosen haben können. Die Indikation soll nur bei starken Schmerzen und stark verminderter Gangleistung gestellt werden, und erst wenn Einlagen und gutes orthopädisches Schuhwerk keine Besserung bringen. Der Wunsch zur gelenksversteifenden Operation muß vom Patienten kommen, er darf nicht vom Ope-rateur dazu „vergewaltigt" werden. Besonders problematisch ist die Indikation beim ver-sicherten Arbeitsunfall, denn hier sind die Schmerzangaben immer mit Vorsicht zu werten. Hier muß man auch die drei objektiven Zeichen, die bei dauernden Schmerzen und Ge-brauchsverminderung selten fehlen, heranziehen: Gelenkschwellung, Muskelschwund der Wade und deutlich herabgesetzte Fußsohlenbeschwielung. Fehlen zwei dieser Zeichen, soll-te man mit der Operationsindikation zur Arthrodese sehr zurückhaltend sein.

Wir haben verschiedene Arten der Arthrodese gemacht: Den vorderen Verschiebespan mit Einbolzung in den Talus, die Verriegelungsarthodese nach Makai und die Kompressi-onsarthrodese, wie sie die AO empfiehlt. Nach Infektionen kommt es manchmal auch als Ausheilungszustand zu einer knöchernen Ankylose des oberen Sprunggelenks.

B. Spezieller Teil

I. Behandlung und Behandlungsergebnisse

Wir sind bei der Auswertung unserer Fälle so vorgegangen, daß von jedem Verletzten ein Codeblatt angelegt wurde. Dieses Blatt hat für „Behandlung" und „Behandlungsergebnisse" 21 Spalten. Im Folgenden sind die 21 Spalten mit den einzelnen Möglichkeiten angeführt. In jeder Spalte kann nur immer eine Möglichkeit angekreuzt werden. Die Blätter wurden von Hartenstein auf dem im Forschungslabor des AUKH Wien XII stehenden Prozeßrechner PDP-12 nach zahlreichen Parametern ausgewertet. Es war so auch möglich Querverbindungen herzustellen. Wir haben dazu die einzelnen Spalten nach folgenden Parametern ausgewertet:
1. Geschlossene Brüche;
2. Offene Brüche;
3. Alle Brüche;
4. Davon Sportunfälle.

Es ist so ein rascher Überblick möglich, man kann die großen Unterschiede dieser Gruppen sehen und kann auch erkennen, wie schwierig es ist, Globalergebnisse miteinander zu vergleichen. Den Tabellen ist eine kurze Folgerung angeschlossen.

Alter bei der Verletzung:

Beruf:

1 Kostenträger

0 OAU
1 AUW
2 Bahn-BU
3 LAUFO
4 AUW NV
5 Bahn NV
6 LAUFO NV

2 Rentenhöhe

0 OAU
1 keine
2 temp. Rente
3 DR 20%
4 DR 30%
5 DR 40%
6 DR 50%
7 DR 60%
8 DR 70%
9 höhere DR

3 Nebenverletzungen/gl. Extr.

0 keine
1 Fuß leicht
2 Fuß schwer
3 US-Schaft
4 Knie leicht
5 Knie schwer
6 OS + Hüfte leicht
7 OS + Hüfte schwer
8 mehrere leicht
9 mehrere schwer

4 Andere Nebenverletzungen

0 keine
1 andere UE leicht UE = (untere Extremität)
2 andere UE schwer
3 OE leicht
4 OE schwer
5 Schädel und Rumpf leicht
6 Schädel und Rumpf schwer
7 mehrere leicht
8 mehrere schwer

5 Bruchform nach Ruedi

0 –
1 Schweregrad I (0-20)
2 Schweregrad II (25–35)
3 Schweregrad III (40–50)

6 Bruchform nach H. Jahna – Trojan

0 –
1 Fissur ins Gelenk
2 1–2 vordere Keile
3 Zertrümmerung vordere Hälfte
4 vorderer lat. Keil mit zentr. zentr. Subluxation
5 Br. vordere hintere Hälfte
6 Br. vordere hintere Hälfte mit zentr. Impression
7 Supinationsformen
8 regellose Trümmerbrüche
9 sonstige Formen

7 Größe der Stufen mit und ohne Subluxation

0 keine
1 nur zentrale Impression
2 Stufe 1–5 mm ohne Subluxation
3 Stufe über 5 mm ohne Subluxation
4 Stufe 1–5 mm mit Subluxation
5 Stufe über 5 mm mit Subluxation
6 starke Verwerfung mit und ohne Subluxation

0 u. 1 Schweregrad I
2 u. 3 Schweregrad II
4 – 6 Schweregrad III

8 Größe der primären Seitenverschiebung (SB = Schaftbreite)

0 keine
1 bis 1/4 SB
2 bis 1/2 SB
3 bis 3/4 SB
4 bis 1/1 SB
5 volle SB bd, Ebenen

9
Größe der Wunde in cm

0 keine

10
Konservative Behandlung

0 keine
1 nur Gips
2 Reposition und Gips
3 gez. Drahtext. – Gips später
4 gez. Drahtext, Rep., Gips später

11
Osteosynthese

0 keine
1 percutaner BD + Gips
2 percutaner BD, gez.FBDr., später Gips
3 offene Reposition, BD
4 offene Reposition, Schrauben
5 offene Reposition, BD und Schrauben
6 Arthrodese (primär)

12
Infektionen, Extensionsdraht

0 keine
1 leichte ohne Incision
2 schwer mit Incision
3 Sequestrotomie
4 Amputation
5 Tod

13
Infektion nach Osteosynthese

0 keine
1 oberfl. Wundinfektion
2 Hautnekrose leicht
3 Hautnekrose tief
4 Osteomyelitis, Sequestrotomie
5 Amputation
6 Tod

14
Sekundäre Operation

0 keine
1 Abmeißelung
2 Osteotomie
3 Arthrodese

15
Tod

0 –
1 Tod durch Infektion
2 Tod durch Infarkt
3 Pneumonie
4 Herzversagen
5 NV

16
Rep. Erg. im Gelenk bei Behandlungsschluß

0 Rö fehlt
1 keine Stufe (prim. auch nicht)
2 keine Stufe (gute Rep.)
3 nur zentr. Impression
4 Stufe 1–5 mm ohne Sublux.
5 Stufe über 5 mm ohne Sublux.
6 Stufe 1–5 mm mit Sublux.
7 Stufe über 5 mm mit Sublux.
8 starke Verwerfung

17
Rö (Achsenknickung) bei Behandlungsabschluß in Graden

0

18
Rö, Achsenknickung bei Behandlungsabschluß

0 Rö fehlt
1 achsengerecht, auch primär
2 achsengerecht durch Rep.

19
Rö, SV Schienbein bei Behandlungsabschluß

0 Rö fehlt
1 keine (auch primär)
2 keine (gute Rep.)
3 1/4 SB
4 1/2 SB
5 3/4 SB
6 volle Breite

20
Rö, SV Wadenbein bei Behandlungsabschluß

0 Rö fehlt
1 keine (auch primär)
2 keine
3 1/4 SB
4 1/2 SB
5 3/4 SB
6 volle Breite
7 volle Breite u. Verkürzung2

21
Heilung

0 Rö fehlt
1 geheilt
2 Pseudarthrose (Op)
3 verzögerte Heilung (Op)

1 Zahl der Fälle

Von 1956 bis Ende 1974 kamen im Unfallkrankenhaus Wien XII 583 frische Stauchungsbrüche am distalen Schienbeinende bei 573 Patienten zur Behandlung. 10 Patienten hatten
die Fraktur beidseits. (Abb.46)

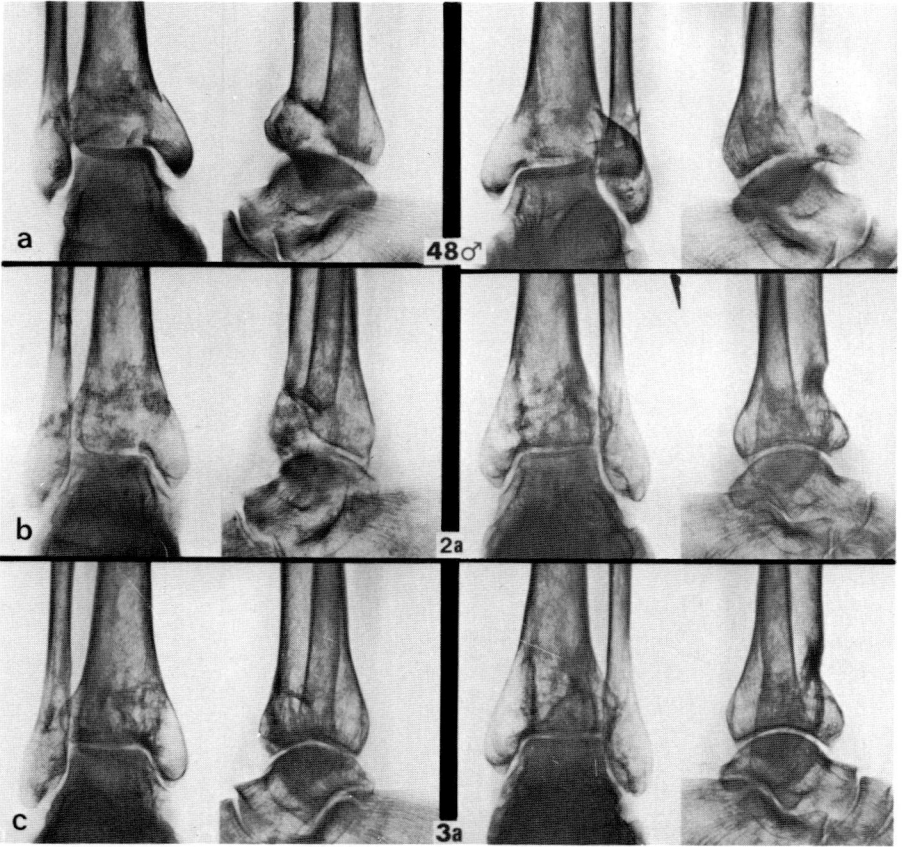

Abb. 46 a-c. Spontane Auffüllung einer zentralen Impression. **a** 47jährige Hilfsarbeiterin,
Leitersturz. Geschlossener distaler Stauchungsbruch beidseits. *Rechts:* Bruchform: Vorderer Keil (mit zentraler Impression), Schweregrad III (Stufe mit Subluxation). *Links:*
Bruchform: vorderer lateraler Keil mit zentraler Subluxation, Schweregrad III (Stufe mit
Subluxation). Behandlung bds.: gezielter Fersenbeindraht, Reposition, Dauerextension mit
4 kg durch 6 Wochen, dann Oberschenkelgehgipsverbände für weitere 6 Wochen, **b** Röntgenkontrolle nach 7 Monaten: Beidseits gute Reposition, rechts sieht man im Seitenbild
noch den Defekt der zentralen Impression und kann das imprimierte Stück noch in der
Spongiosa erkennen. Leichte Knochenatrophie, **c** Röntgenkontrolle nach 3 Jahren: Keine
Knochenatrophie, beidseits gute Achsen- und Gelenksverhältnisse. Der Defekt rechts in
der Gelenksfläche im Seitenbild hat sich sehr schön aufgefüllt. Keine klinische Nachuntersuchung

2 Geschlossene - offene Frakturen

Geschlossene Brüche	Offene Brüche	Alle Brüche
506 = 86,79%	77 = 13,21%	583 = 100%

Der Anteil der offenen Frakturen ist bei unserem Verletztengut mehr als doppelt so hoch wie bei Rüedi, Matter und Allgöwer (5 offene Frakturen von 84 Fällen) und mehr als 13mal so hoch als bei Heim und Näser (1 offene Fraktur von 128 Fällen).

3 Arbeitsunfälle – Privatunfälle – alle Unfälle – davon Sportunfälle

	Versicherte Arbeitsunfälle	Privat-unfälle	Alle Unfälle	Davon Sport-unfälle
Geschlossene Brüche	213 = 42,1%	293 = 57,9%	506 = 100%	137 = 99,3%
Offene Brüche	45 = 58,4%	32 = 41,6%	77 = 100%	1 = 0,7%
	258 = 44,4%	325 = 55,6%	583 = 100%	138 = 23,7%

Folgerungen

1. Bei den geschlossenen Stauchungsbrüchen am distalen Schienbeinende überwiegen etwas die Privatunfälle, bei den offenen Brüchen die Arbeitsunfälle.
2. Sportunfälle sind praktisch immer geschlossen und schon deshalb wesentlich unproblematischer.

4 Alter der Verletzten

Das Durchschnittsalter unserer 583 Fälle lag bei 44 Jahren.

506	77	583	138
geschlossene Brüche	offene Brüche	alle Brüche	davon Sport-unfälle
44 Jahre	45 Jahre	44 Jahre	36 Jahre

Folgerung

1. Das Durchschnittsalter aller Fälle lag bei 44 Jahren. Kein wesentlicher Unterschied zwischen offenen und geschlossenen Brüchen.
2. Das Durchschnittsalter der Sportunfälle hingegen lag mit 36 Jahren deutlich niedriger.

5 Unfallhergang

	Geschlossene Brüche	Offene Brüche	Alle Brüche
Sturz in der Ebene	114 = 22,5%	9 = 11,7%	123 = 21,1%
Sturz aus Höhe	186 = 36,8%	50 = 64,9%	236 = 40,5%
Verkehrsunfälle	46 = 9,1%	13 = 16,9%	59 = 10,1%
Sportunfälle (Skiunfälle)	137 = 27,1%	1 = 1,3%	138 = 23,7%
Von fallendem Gegenstand getroffen (oder direktes Trauma)	23 = 4,5%	4 = 5,2%	27 = 4,6%
	506 = 100%	77 = 100%	583 = 100%

5.1 Zum Vergleich die Zahlen über den Unfallhergang bei Rüedi, Matter und Allgöwer, sowie bei Heim und Näser

	Rüedi etc.	Heim etc.
Sturz in der Ebene	7 = 8,3%	
Sturz aus der Höhe	12 = 14,3%	5 = 3,9%
Verkehrsunfälle	5 = 6%	
Sportunfälle (Skiunfälle)	60 = 71,4%	123 = 96,1%

Folgerungen

1. Bei unseren Fällen stellt der „Sturz aus der Höhe" den größten Anteil, an zweiter Stelle liegen die Sportunfälle. (Dies gilt für sämtliche Brüche und für die geschlossenen Frakturen).
2. Bei den offenen Brüchen entstanden 2/3 durch Sturz aus der Höhe, an zweiter Stelle stehen die Verkehrsunfälle. Skiunfälle kommen kaum vor.
3. Bei Rüedi und Mitarbeiter vor allem aber bei Heim und Mitarbeiter überwiegen bei weitem die Sportunfälle.

6 Nebenverletzungen (Abb. 21)

6.1 Nebenverletzungen der gleichen Extremität

	Geschlossene Brüche		Offene Brüche		Alle Brüche		Davon Sport-unfälle	
Keine Neben-verletzung	490 =	96,8%	69 =	89,6%	559 =	96,0%	137 =	99,3%
Fuß leicht	3 =	0,6%	– – –		3 =	0,5%	– – –	
Fuß schwer	5 =	1,0%	4 =	5,2%	9 =	1,5%	1 =	0,7%
Unterschenkel-schaftbrüche	2 =	0,4%	3 =	3,9%	5 =	0,9%	– – –	
Knie schwer (Frakturen)	2 =	0,4%	– – –		2 =	0,3%	– – –	
Oberschenkel und Hüfte schwer (Frakturen)	2 =	0,4%	– – –		2 =	0,3%	– – –	
mehrere leicht	– – –		– – –		– – –		– – –	
mehrere schwer	2 =	0,4%	1 =	1,3%	3 =	0,5%	– – –	
	506 =	100%	77 =	100%	583 =	100%	138 =	100%

Folgerungen

1. Nur 4 % aller distalen Stauchungsbrüche haben Nebenverletzungen an derselben Extremität. Bei der Gruppe der Sportverletzungen (Ski) nur 1%.
2. Die offenen Frakturen haben über dreimal soviel Nebenverletzungen derselben Extremität als die geschlossenen Frakturen.

6.2 Andere Nebenverletzungen

	Geschlossene Brüche	Offene Brüche	Alle Brüche	Davon Sport-verletzungen
Keine	441 = 87,2%	60 = 77,9%	501 = 85,9%	133 = 96,3%
Andere untere Extremität leicht	5 = 1,0%	– – –	5 = 0,9%	2 = 1,5%
Andere untere Extremität schwer	28 = 5,5%	6 = 7,8%	34 = 5,9%	3 = 2,2%
Obere Extremität leicht	3 = 0,6%	– – –	3 = 0,5%	– – – Obere
Obere Extremität schwer	3 = 0,6%	3 = 3,9%	6 = 1,0%	– – –
Schädel, Rumpf leicht	9 = 1,8%	1 = 1,3%	10 = 1,7%	– – –
Schädel, Rumpf schwer	8 = 1,6%	2 = 2,6%	10 = 1,7%	– – –
Mehrere Neben-verletzungen leicht	2 = 0,4%	– – –	2 = 0,3%	– – –
Mehrere Neben-verletzungen schwer	7 = 1,3%	5 = 6,5%	12 = 2,1%	– – –
	506 = 100%	77 = 100%	583 = 100%	138 = 100%

Folgerungen

1. Andere Nebenverletzungen beim distalen Stauchungsbruch fanden wir bei rund 14%, bei offenen Brüchen sogar bei 22%.
2. Die Sportunfälle zeigen hingegen nur in knapp 4% andere Nebenverletzungen.

6.3 Alle Nebenverletzungen

	506 Geschlossene Brüche	77 Offene Brüche	583 Alle Brüche	davon 138 Sportunfälle
Nebenverletzungen der gleichen Extremität	16 = 3,2%	11 = 14,3%	27 = 4,6%	1 = 0,7%
Andere Neben-verletzungen	65 = 12,9%	17 = 22,1%	82 = 14,1%	5 = 3,6%
Alle Neben-verletzungen	81 = 16,1%	28 = 36,4%	109 = 18,7%	6 = 4,3%

Folgerungen

1. In unserem Patientengut liegt die Gesamtzahl der Nebenverletzungen bei distalen Stauchungsbrüchen bei fast einem Fünftel (18,7%).
2. Bei den offenen Brüchen sogar über einem Drittel (36,4%). Ein Umstand der auch Einfluß auf die Behandlungsergebnisse bringen muß, wegen der vorrangigen Dringlichkeit lebensbedrohlicher Verletzungen. Hingegen sind Nebenverletzungen bei Sportunfällen (Ski) selten (6 = 4,3%). Diese Zahl entspricht fast genau der Zahl, die Heim und Natter bei ihren Fällen fanden (5 v. 128 = 4%).

7 Morphologische Brucheinteilung der distalen Stauchungsbrüche nach Trojan-Jahna

Gruppen	Geschlossene Brüche	Offene Brüche	Alle Brüche	davon Sportunfälle
Gr. I Fissuren ins Gelenk	71 = 14,0%	1 = 1,3%	72 = 12,4%	18 = 13,0%
Gr. II Bruch vord. Keil (davon Zertrümmerungen)	96 = 19,0% (11)	4 = 5,2% (1)	100 = 17,2% (12)	26 = 18,8% (0)
Gr. III Bruch kleiner vord. lat. Keil mit zentraler Subluxation	59 = 11,7%	10 = 13,0%	69 = 11,8%	14 = 10,1%
Gr. IV Bruch vord. u. hint. Schienbeinhälfte	151 = 29,8%	31 = 40,2%	182 = 31,1%	52 = 37,8%
Gr. V Supinations- od. Varusform	85 = 16,8%	11 = 14,3%	96 = 16,5%	24 = 17,4%
Gr. VI Regellose Trümmerbrüche	30 = 5,9%	20 = 26,0%	50 = 8,6%	3 = 2,2%
Gr. VII Sonderform	14 = 2,8%	— — —	14 = 2,4%	1 = 0,7%
	506 = 100%	77 = 100%	583 = 100%	138 = 100%

Folgerungen

1. Diese Brucheinteilung gibt, wie auch nicht zu erwarten, im allgemeinen keinen Hinweis auf die Schwere der Verletzung.
2. Eine Ausnahme bildet nur die Gruppe der Trümmerbrüche und bei den vorderen Keilen die Zertrümmerungen der vorderen Hälfte (Brüche in Klammer), die eindeutig zu den schwersten Brüchen und die Fissuren, die zu den leichtesten Brüchen gerechnet werden müssen.

8 Einteilung in Schweregrade nach Rüedi, Matter und Allgöwer

	Geschlossene Brüche	Offene Brüche	Alle Brüche	Davon Sport-unfälle
Schweregrad I	98 = 19,4%	1 = 1,3%	99 = 17,0%	26 = 18,8%
Schweregrad II	214 = 42,3%	17 = 22,1%	231 = 39,6%	79 = 57,3%
Schweregrad III	194 = 38,3%	59 = 76,6%	253 = 43,4%	33 = 23,9%
	506 = 100%	77 = 100%	583 = 100%	138 = 100%

Folgerungen

1. In unserem Patientengut sind Brüche des Schweregrades II und III fast gleich häufig. Dies gilt auch für die geschlossenen Frakturen.
2. Dagegen gehören 3/4 aller offenen Frakturen zum Schweregrad III, es gibt bei ihnen kaum Brüche des Schweregrades I.
3. Bei den Sportverletzungen überwiegt deutlich der Schweregrad II.

9 Zustand des Gelenkes im Primärröntgen

	Geschlossene Brüche	Offene Brüche	Alle Brüche	Davon Sport-unfälle
Keine Stufe	166 = 32,8%	13 = 16,8%	179 = 30,7%	51 = 37,0%
Stufe ohne Subluxation	127 = 25,1%	18 = 23,4%	145 = 24,9%	59 = 42,8%
Stufe mit Subluxation	182 = 36,0%	28 = 36,4%	210 = 36,0%	26 = 18,8%
Schwere Ver-werfung mit und ohne Subluxation	31 = 6,1%	18 = 23,4%	49 = 8,4%	2 = 1,4%
	506 = 100%	77 = 100%	583 = 100%	138 = 100%

Folgerungen

1. Da die distalen Stauchungsbrüche Gelenksbrüche sind, ist der Zustand des Gelenkes der beste Gradmesser für die Schwere der Verletzung.
2. Etwas über die Hälfte aller Frakturen und auch die geschlossenen allein haben keine Stufe oder nur eine Stufe ohne Subluxation.
3. Unter 10% liegen bei diesen beiden Gruppen die Brüche mit starker Gelenksverwerfung.
4. Bei den offenen Brüchen hingegen hat 1/4 aller Fälle eine starke Verwerfung im Gelenk, ein weiteres 1/3 eine Stufe im Gelenk mit Subluxation.
5. Bei Sportunfällen machen die Fälle mit starker Verwerfung nur etwas über 1% aus und Brüche mit Stufe und Subluxation kommen nur 1/2mal so oft vor als bei allen Brüchen.

10 Zustand des Gelenkes im Primärröntgen — Schweregradeinteilung nach Jahna, Wittich und Hartenstein

Wie im allgemeinen Teil ausgeführt, haben wir zur Klassifizierung des Schweregrades eine neue Einteilung verwendet, die einerseits übersichtlich ist (nur 3 Gruppen) und andererseits eine rasche Differenzierung erlaubt. Wir erhielten so folgende Aufstellung:

	Geschlossene Brüche	Offene Brüche	Alle Brüche	Davon Sport-unfälle
Schweregrad I Keine Stufe im Gelenk	166 = 32,8%	13 = 16,8%	179 = 30,7%	51 = 37,0%
Schweregrad II Gelenksstufe ohne Subluxation	127 = 25,1%	18 = 23,4%	145 = 24,9%	59 = 42,8%
Schweregrad III Gelenksstufe mit Subluxation und Fälle mit starker Verwerfung	213 = 42,1%	46 = 59,8%	259 = 44,4%	28 = 20,2%
	506 = 100%	77 = 100%	583 = 100%	138 = 100%

11 Vergleich der Schweregradeinteilung nach Rüedi, Matter und Allgöwer mit unserer Schweregradeinteilung

		Geschlossene Brüche	Offene Brüche	Alle Brüche
Schweregrad I	Bei Rüedi, Matter, Allgöwer	20%	1%	17%
	Jahna, Wittich, Hartenstein	33%	17%	31%
Schweregrad II	Rüedi etc.	42%	22%	50%
	Jahna etc.	25%	23%	25%
Schweregrad III	Rüedi etc.	38%	76%	43%
	Jahna etc.	42%	60%	44%

Folgerungen

1. Im Schweregrad III stimmen Schweregradeinteilung von Rüedi etc. und unsere Einteilung bei den geschlossenen und bei allen Brüchen fast genau überein, bei den offenen besteht eine Annäherung.
2. Hingegen finden wir mit unserer Schweregradeinteilung in Gruppe der geschlossenen, der offenen und auch in der Gesamtzahl immer einen deutlich höheren Prozentsatz der Brüche der Schweregrade I und einen entsprechend niederen der Brüche der Gruppe II. Dies ist darauf zurückzuführen, daß bei unserer Einteilung die Gelenksfläche des Schienbeines, nicht aber der supramalleoläre Bruch und auch nicht das Wadenbein berücksichtigt wird. Es stellen sich viele Frakturen für unsere Behandlung unproblematisch dar und wir glauben, daß sie es bei vorwiegend konservativer Behandlung auch sind.

12 Ausmaß der Seitenverschiebung im Primärröntgen

	Geschlossene Brüche	Offene Brüche	Alle Brüche	Davon Sport-unfälle
Keine Seitenver-schiebung	184 = 36,3%	5 = 6,5%	189 = 32,5%	66 = 47,8%
Verschiebung bis 1/4 Schaftbreite	210 = 41,5%	11 = 14,3%	221 = 37,9%	56 = 40,6%
Verschiebung bis 1/2 Schaftbreite	95 = 18,8%	30 = 39,0%	125 = 21,4%	14 = 10,1%
Verschiebung bis 3/4 Schaftbreite	12 = 2,4%	6 = 7,8%	18 = 3,1%	– – –
Verschiebung um volle Schaftbreite	5 = 1,0%	25 = 32,4%	30 = 5,1%	2 = 1,5%
	506 = 100%	77 = 100%	583 = 100%	138 = 100%

Folgerungen

1. Auch die Seitenverschiebung im Primärröntgen gibt einen Hinweis auf die Schwere der Verletzung.
2. 3/4 der geschlossenen Frakturen sind nicht oder nur bis 1/4 Schaftbreite verschoben. Nur 1% ist um volle Breite verschoben.
3. Hingegen sind mehr als 3/4 aller offenen Brüche um 1/2 Schaftbreite und mehr verschoben, davon 1/3 von allen offenen Brüchen um volle Breite.
4. Von den Sportunfällen sind fast 90% nicht oder nur bis 1/4 Schaftbreite verschoben.

13 Konservative und operative Behandlung

		506 Geschlossene Brüche	77 Offene Brüche	583 Alle Brüche	Davon 138 Sportunfälle
Konservative Behandlung 465 = 79,8%	Nur Oberschenkelgips	105 (4) = 25,5%	5 (2) = 9,3%	110 (6) = 23,7%	29 (2) = 25,7%
	Gezielter Fersenbeindraht, Repos., später Oberschenkelgips	306 (23) = 74,5%	49 (7) = 90,7%	355 (30) = 76,3%	84 (2) = 74,3%
		411 (27) = 100% (6,6%)	54 (9) = 100% (16,7%)	465 (36) = 100% (7,7%)	113 (4) = 100% (3,5%)
Operative Behandlung 118 = 20,2%	Offene Repos. Bohrdrahtfixation	11 = 11,6%	11 = 47,9%	22 = 18,6%	4 = 16,0%
	Offene Repos., Schrauben oder Schrauben und Bohrdrähte	82 = 86,3%	10 = 43,4%	92 = 78,0%	21 = 84,0%
	Primäre Arthrodese	2 = 2,1%	2 = 8,7%	4 = 3,4%	– – – –
		95 = 100%	23 = 100%	118 = 100%	25 = 100%

(Zahlen in der Klammer davon Fälle mit percutaner Bohrdrahtfixation).

Folgerungen

1. Nur 1/5 unserer Fälle wurde operiert, 4/5 konservativ behandelt.
2. Bei der offenen Reposition wurden zur Stabilisierung Bohrdrähte, Schrauben oder beides verwendet. Es wurde nach der Operation immer ein kurzer Oberschenkelgipsverband angelegt und bis zur Knochenheilung belassen.
3. Die Indikation zur offenen Reposition wurde bei den offenen Brüchen um 10% höhergestellt als bei den geschlossenen Brüchen (30%).
4. Bei den offenen Brüchen wurden zur Fixation nach offener Reposition deutlich häufiger Bohrdrähte im Sinne einer Minimalosteosynthese verwendet (50%).
5. Bei den geschlossenen Brüchen hingegen kamen nach offener Reposition in 4/5 der Fälle Schrauben zur Anwendung.
6. Die Sportunfälle zeigten keinen wesentlichen Unterschied der Behandlung gegenüber der Gesamtzahl der Brüche.

13.1 Konservative und operative Behandlung unserer Fälle und Brucheinteilung nach Trojan-Jahna

	Konservative Behandlung	Operative Behandlung
Gruppe I 72 Fissuren im Gelenk	72 = 100%	0 = 0%
Gruppe II 100 Brüche vorderer Schienbeinhälften	63 = 63%	37 = 37%
Gruppe III 69 Brüche kleiner vord. lat. Keile mit zentraler Subluxation	61 = 88%	8 = 12%
Gruppe IV 182 Brüche vord. hint. Hälften	167 = 92%	15 = 8%
Gruppe V 96 Supinations- oder Varusbrüche	55 = 57%	41 = 43%
Gruppe VI 50 Regellose Trümmerbrüche	41 = 82%	9 = 18%
Gruppe VII 14 Atypische Bruchformen	6 = 43%	8 = 57%

Folgerungen

1. Alle Fissuren ins Gelenk wurden konservativ behandelt (auch wenn supramalleoläre Trümmerzonen bestanden).
2. Am häufigsten wurde bei atypischen Bruchformen und bei Supinationsbrüchen operiert.

66

13.2 Konservative und operative Behandlungen unserer Fälle und Schweregradeinteilung nach Rüedi, Matter und Allgöwer

	Konservative Behandlung	Operative Behandlung
Grad I 99 = 100%	97 = 98,0%	2 = 2,0%
Grad II 231 = 100%	181 = 78,4%	50 = 21,6%
Grad III 253 = 100%	187 = 73,9%	66 = 26,1%
	465	118

Folgerungen

1. .Schweregrad I der Einteilung nach Rüedi etc. wurde fast ausschließlich konservativ behandelt.
2. Von Grad II wurde 1/5, von Grad III 1/4 aller Fälle operiert.

13.3 Konservative und operative Behandlung , Schweregradeinteilung nach Jahna, Wittich und Hartenstein

	konservativ	operativ
Schweregrad I 179	176 = 98,3%	3 = 1,7%
Schweregrad II 145	114 = 78,6%	31 = 21,4%
Schweregrad III 259	175 = 67,6%	84 = 32,4%
	465	118

Folgerungen

1. Schweregrad I unserer Einteilung wurde fast ausschließlich konservativ behandelt.
2. Von Schweregrad II wurde rund 1/5, von Schweregrad III 1/3 operiert.

13.4 Todesfälle

2 Verletzte sind während der Behandlung gestorben und zwar ein Polytraumatisierter am Tag nach dem Unfall und ein zweiter Verletzter in Extension an einem Invaginationsileus.

14 Infektion

14.1 Infektion durch den Fersenbeindraht

	506 Geschlossene Brüche	77 Offene Brüche	583 Alle Brüche	Davon 183 Sportunfälle
Leichte Infektion ohne Incision	6 = 1,2%	0	6 = 1,0%	0
Schwere Infektion mit Incision	3 = 0,6%	0	3 = 0,5%	0
	9 = 1,8%	0	9 = 1,5%	0

Folgerungen

1. Die Infektionsrate des Extensionsdrahtes liegt bei 1,5%.
2. Ein Drittel aller Fälle mit solchen Infektionen mußte incidiert werden und kam dann zur Ausheilung. Bei 2/3 kam die Infektion nach Ziehen des Drahtes zum Abklingen.
3. Bei offenen Brüchen hatten wir zwar keine Drahtinfektion, doch ist es möglich, daß die Infektion der Bruchstelle bei einem oder anderen Fall von hier aus ihren Ausgang genommen hat.
4. Der Extensionsdraht muß täglich genau kontrolliert werden.

14.2 Andere Infektionen

	506 Geschlossene Brüche	77 Offene Brüche	583 Alle Brüche	138 Davon Sport- unfälle
Oberflächliche Infektion	0	1 = 1,3%	1 = 0,2%	0
Hautnekrosen oberflächlich	1 = 0,2%	4 = 5,2%	5 = 0,9%	0
Hautnekrosen tief (Hautplastik nötig) und andere Weich- teilinfektionen	1 = 0,2%	1 = 1,3%	2 = 0,3%	0
Osteitis Sequestrotomie	3 = 0,6%	7 = 9,1%	10 = 1,7%	0
Amputationen[a] als Infektionsfolge	—	3 = 3,9%	3 = 0,5%	0
	5 = 1%	16 = 20,8%	21 = 3,6%	0

[a] Von den 3 Amputationen handelt es sich bei 2 Fällen um schwerst offene Trümmerbrüche bei denen es zur fortschreitenden Infektion und zur Amputation kam.

Ein Fall belastet uns aber sehr. Ein offener Trümmerbruch mit nur 3 cm großer Wunde wurde nach Wundausschneidung ohne Gips extendiert. Es kam zur fortschreitenden Infektion und Amputation.

Folgerungen

1. Die offenen distalen Stauchungsbrüche sind schwerste Frakturen mit einer hohen Infektionsrate. (20% Gesamtinfektionen, davon ca. 2/3 schwere Infektionen mit 3 Amputationen).
2. Offene, konservativ behandelte Fälle müssen auch bei Extension unbedingt gegipst werden.
3. Die Infektionsrate der geschlossenen Brüche kann durch eine strenge Operationsindikation und Beschränkung auf einfache Osteosynthesen niedrig gehalten werden. Sie lag bei unseren Fällen um 1%.
4. Bei Sportunfällen hatten wir keine Infektion. Sie sind aber durchschnittlich die leichtesten Verletzungen (fast keine offenen Frakturen, leichtere Bruchformen).

15 Sekundäre Operationen

	506 Geschlossene Brüche		77 Offene Brüche		583 Alle Brüche		Davon 138 Sportunfälle	
Keine	488 =	96,4%	70 =	90,9%	558 =	95,5%	133 =	96,4%
Abmeißelungen	1 =	0,2%	1 =	1,3%	2 =	0,4%	—	
Fibulaosteotomie	8 =	1,6%	4 =	5,2§	12 =	2,1%	4 =	2,9%
Sekundäre Arthrodese	9 =	1,8%	2 =	2,6%	11 =	2,0%	1 =	0,7%
	506 = 100%		77 = 100%		583 = 100%		138 = 100%	

Die Indikation für die drei angeführten Operationen wurde schon im allgemeinen Teil erläutert. (12.1–3)

Folgerungen

1. Sekundäre Operationen waren insgesamt in 5% der Fälle erforderlich.
2. Sekundäre Operationen waren nach offener Fraktur ungefähr 2 1/2mal häufiger erforderlich.
3. Von der sekundären Abmeißelung kleiner vorderer Keile sollte öfters Gebrauch gemacht werden.

16 Repositionsergebnis im Gelenk bei Behandlungsabschluß

Wir haben für die Beurteilung des Gelenkzustandes das Schema verwendet, wie es im Abschnitt 3 des Allgemeinen Teiles und im Abschnitt 9 des Speziellen Teiles erläutert, bzw. zur Anwendung gebracht wurde.

Folgende Ergänzung haben wir aber noch hinzugefügt:

0 . . . . . . Röntgen fehlt (für Fälle, die gestorben, amputiert oder aus der Behandlung ausgeblieben waren). Der Punkt 1: „keine Stufe" wurde geteilt in:
1. Keine Stufe (auch im primären Röntgen nicht)
2. Keine Stufe (gute Reposition)
   Diese Teilung könnte Bedeutung erlangen bei der Erforschung der Arthrosen bei der Nachuntersuchung. Denn es ist nicht dasselbe, ob z.B. nach 10 Jahren ein nicht verschobenes Gelenk auf einen Bruch zurückgeht, der *auch primär nicht verschoben war*, oder auf ein Gelenk, das nach einem *stark verworfenen Gelenksbruch ideal reponiert* und daher nicht verschoben ist. Es wurde schließlich noch ein Punkt hinzugefügt, der die Fälle mit Ankylosen und Arthrodesen enthielt.

16.1 577ᵃ verwertbare frische distale Stauchungsbrüche der Tibia

Repositionsergebnis des Gelenkes bei Behandlungsabschluß

	504ᶜ verwertbare geschlossene Brüche	73ᵇ verwertbare offene Brüche	577ᵃ Alle Brüche	Davon 183 Sportunfälle
Keine Stufe (davon auch primär keine Stufe)	411 = 81,5% (161 = 29%)	47 = 64,4% (16 = 34%)	458 = 79,3% (177 = 39%)	120 = 87,0% (48 = 40,0%)
Stufe ohne Subluxation	60 = 11,9%	9 = 12,3%	69 = 12,0%	15 = 10,9%
Stufe mit Subluxation	21 = 4,2%	9 = 12,3%	30 = 5,2%	2 = 1,4%
Starke Verwerfung Spontanankylose	1 = 0,2%	–	1 = 0,2%	–
od. op. Arthrodese	11 = 2,2%	8 = 11,0%	19 = 3,3%	1 = 0,7%
	504 = 100%	73 = 100%	577 = 100%	138 = 100%

ᵃ 6 Fälle ausgeschieden: 2 verstorben, 3 amputiert, 1 ausgeblieben.
ᵇ 4 Fälle ausgeschieden: 1 verstorben, 3 amputiert.
ᶜ 2 Fälle ausgeschieden: 1 verstorben, 1 aus der Behandlung ausgeblieben.

Folgerungen

1. Bei rund 4/5 aller Brüche hatte das Gelenk bei Behandlungsabschluß keine Stufe. Von diesen hatte 2/5 primär schon keine Stufe und bei 3/5 wurde dieser Idealzustand durch Reposition erreicht.
2. Bei den offenen Fällen konnten, wie zu erwarten, schlechtere, bei den Sportunfällen die günstigsten Ergebnisse erzielt werden.
3. Der Anteil der Fälle mit Stufe ohne Subluxation bei Behandlungsabschluß lag bei allen Gruppen um 10%.
4. Stufe mit Subluxation und starker Verwerfung lag durchschnittlich bei 5%. Bei den offenen Brüchen doppelt so hoch, bei den Sportunfällen gering über 1%.
5. Zur Spontanankylose oder operativer Arthrodese war es in ca. 3% der Fälle gekommen, wobei die offenen über dreimal so hoch lagen und bei den Sportunfällen nur ein Fall (unter 1%) versteift werden mußte.

16.2 577[a] verwertbare frische distale Stauchungsbrüche der Tibia

Repositionsergebnis am Gelenk bei Behandlungsabschluß in Abhängigkeit vom Schweregrad nach Rüedi, Matter und Allgöwer

	Schweregrad I	Schweregrad II[b]	Schweregrad III[c]
Keine Stufe	97 = 98,0%	200 = 87,0%	161 = 64,9%
Stufe ohne Subluxation	2 = 2,0%	22 = 9,6%	45 = 18,1%
Stufe mit Subluxation	–	7 = 3,0%	23 = 9,3%
Starke Verwerfung	–	–	1 = 0,4%
Spontanankylose oder operierte Arthrodese	–	1 = 0,4%	18 = 7,3%
	99 = 100%	230 = 100%	248 = 100%

[a] 6 Fälle ausgeschieden.
[b] 1 Fall ausgeschieden.
[c] 5 Fälle ausgeschieden.

Folgerungen

1. Fast alle Fälle des Schweregrads I heilten stufenlos, vom Schweregrad II fast 9/10, vom Schweregrad III immerhin 2/3.
2. Stufe ohne Subluxation gab es bei Schweregrad III doppelt so oft als bei Schweregrad II.
3. Bei Stufe mit Subluxation hatte Schweregrad III einen 3mal so hohen Prozentsatz als Schweregrad II.
4. Bei den Spontanankylosen und Arthrodesen lag das Verhältnis sogar 18:1.

16.3 577[a] verwertbare frische distale Stauchungsbrüche der Tibia

Repositionsergebnis am Gelenk bei Behandlungsabschluß in Abhängigkeit vom Schweregrad nach Jahna, Wittich und Hartenstein

	Schweregrad I[b]	Schweregrad II[c]	Schweregrad III[d]
Keine Stufe	177 = 99,4%	123 = 85,4%	158 = 62,0%
Stufe ohne Subluxation	1 = 0,6%	17 = 11,8%	51 = 20,0%
Stufe mit Subluxation	–	2 = 1,4%	28 = 11,0%
Starke Verwerfung	–	–	1 = 0,4%
Spontanankylose oder Arthrodese	–	2 = 1,4%	17 = 6,6%
	178 = 100%	144 = 100%	255 = 100%

[a] 6 Fälle ausgeschieden (3 Amputationen, 2 Todesfälle, 1 Patient während der Behandlung ausgeblieben).
[b] 1 Fall ausgeschieden. [c] 1 Fall ausgeschieden. [d] 4 Fälle ausgeschieden.

72

Folgerungen

In den Prozentzahlen stimmen die Ergebnisse aufgeteilt auf unsere Schweregradeinteilung mit der Einteilung von Rüedi etc. fast genau überein.

17 577[a] verwertbare frische distale Stauchungsbrüche — Achsenknickungen bei Behandlungsabschluß

	504[b] Verwertbare geschlossene Brüche	73[c] Verwertbare offene Brüche	577[a] Alle Brüche	138 davon Sportunfälle
Achsengerecht Knickungen	423 = 84,0%	50 = 68,5%	473 = 82,0%	119 = 86,2%
1—5 Grad Knickungen	63 = 12,5%	15 = 20,5%	78 = 13,5%	15 = 10,9%
6—10 Grad Knickungen	16 = 3,2%	8 = 11,0%	24 = 4,2%	4 = 2,9%
11—15 Grad	2 = 0,3%	—	2 = 0,3%	—
	504 = 100%	73 = 100%	577 = 100%	138 = 100%

[a] 6 Fälle ausgeschieden. [b] 2 Fälle ausgeschieden. [c] 4 Fälle ausgeschieden.

Folgerungen

Achsenknickung über 5 Grad waren bei unseren Fällen selten, wobei 4/5 und mehr völlig achsengerecht zur Heilung gebracht werden konnten.

18 577ᵃ verwertbare frische distale Stauchungsbrüche am distalen Schienbeinende, Ausmaß der Seitenverschiebung am Schienbein bei Behandlungsabschluß

	504ᵇ Verwertbare geschlossene Brüche	73ᶜ Verwertbare offene Brüche	577ᵃ Alle Brüche	Davon 138 Sportunfälle
Keine Seiten-verschiebung	431 = 85,5%	48 = 65,8%	479 = 83,0%	138 = 100%
Seitenverschie-bung bis 1/4 Schaftbreite	64 = 12,7%	22 = 30,1%	86 = 15,0%	–
Seitenverschie-bung bis 1/2 Schaftbreite	9 = 1,8%	3 = 4,1%	12 = 2,0%	–
Seitenverschie-bung über 1/2 Schaftbreite	–	–	–	–
	504 = 100%	73 = 100%	577 = 100%	138 = 100%

ᵃ 6 Fälle ausgeschieden. ᵇ 2 Fälle ausgeschieden. ᶜ 4 Fälle ausgeschieden.

Folgerungen

1. Über 98% zeigten bei Behandlungsabschluß keine oder nur eine Seitenverschiebung bis 1/4 Schaftbreite.
2. Seitenverschiebung über 1/2 Schaftbreite wurden nicht beobachtet.
3. Die Korrektur der Seitenverschiebung ist problemlos.

19 Gesamtauswertung der Behandlungsergebnisse im Röntgen
(Abb. 47–59)

Um einen besseren Überblick über die Behandlunsergebnisse zu bekommen, wurden unsere Fälle nach folgender Beurteilung eingeteilt:

Sehr gut: *Keine* Stufe im Gelenk, *keine* Achsenknickung, *keine* Seitenverschiebung oder nur Seitenverschiebung *bis 1/4 Schaftbreite.*

Gut: Stufe ohne Subluxation, keine Achsenknickung oder nur bis 5 Grad, keine Sei-tenverschiebung oder bis 1/4 Schaftbreite.

Mäßig: Stufe ohne Subluxation, Achsenknickung 6–10 Grad, keine Seitenverschiebung oder 1/4 und 1/2 Schaftbreite.

Schlecht: Alle anderen Fälle.

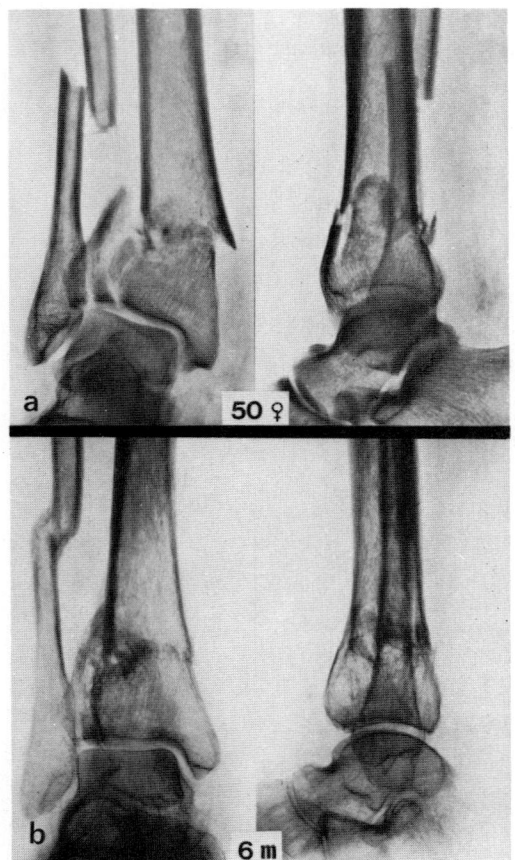

Abb. 47. a 50jährige Landwirtin, Sturz von der Leiter. Geschlossener distaler Unterschenkelbruch rechts. Bruchform: Fissur ins Gelenk, Schweregrad I (keine Stufe, nur leichte Kippung). Behandlung: Gezielter Fersenbeindraht, Extension 3 kg durch 3 Wochen, dann Oberschenkelgehgipsverband für weitere 7 Wochen, **b** Röntgenkontrolle nach 1/2 Jahr: Heilung mit Andeutung von Antekurvation, keine Stufe, keine Kippung, geringe Atrophie

Abb. 48. a 76jährige Rentnerin, von Auto niedergestoßen. Geschlossener distaler Unterschenkelbruch rechts. Bruchform: Fissur im Gelenk, Schweregrad I (keine Stufe im Gelenk). Behandlung: Gezielter Fersenbeindraht, Extension 3 kg durch 3 Wochen, dann Oberschenkelgipsverband für weitere 7 Wochen, **b** Röntgenkontrolle nach 1/2 Jahr: Bruch callös geheilt, Varus 3 Grad, geringe Knochenatrophie

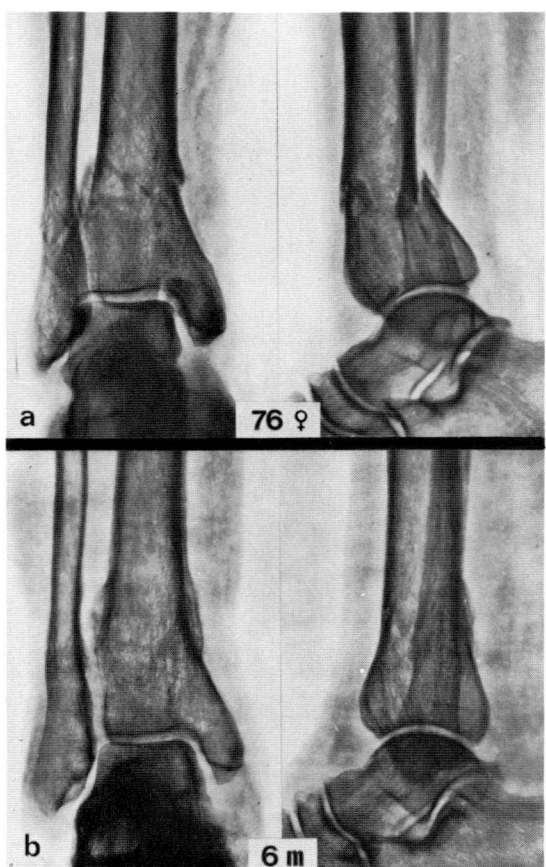

Abb. 48

*19.1 Gesamtauswertung der Behandlungsergebnisse: Geschlossene Fälle –
offene Fälle – alle Fälle – Sportunfälle*

	504[a] geschlossene Brüche	73[b] offene Brüche	577[c] alle Brüche	Davon 138 Sportunfälle
Ergebnisse:				
Sehr gut	355 = 70,4%	32 = 43,8%	387 = 67,1%	105 = 76,1%
Gut	99 = 19,6%	17 = 23,3%	116 = 20,1%	27 = 19,6%
Mäßig	35 = 7,0%	16 = 21,9%	51 = 8,8%	5 = 3,6%
Schlecht	15 = 3,0%	8 = 11,0%	23 = 4,0%	1 = 0,7%

[a] 2 Fälle ausgeschieden. [b] 4 Fälle ausgeschieden. [c] 6 Fälle ausgeschieden.

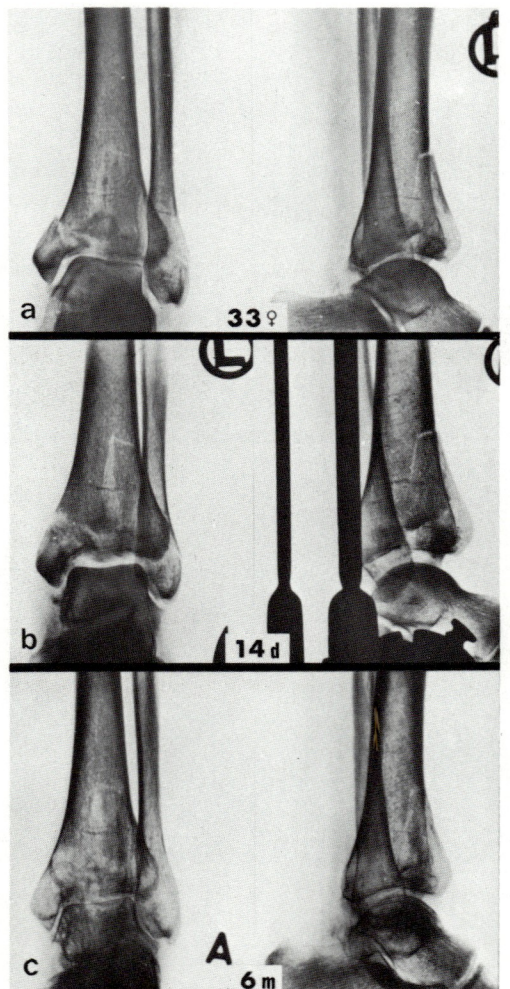

Abb. 49. a 33jährige Hausbesorgerin, Sturz von der Leiter. Geschlossener distaler Schienbeinbruch rechts. Bruchform: Vorderer Keil (zentrale Impression), Schweregrad III (Stufe mit Subluxation). Am anderen Bein schwerer Fersenbeinbruch. Behandlung rechts: gezielter Fersenbeindraht, Reposition, Extension mit 5−3 kg für 6 Wochen, dann Oberschenkelgipsverband für weitere 6 Wochen, b Röntgenkontrolle in Extension nach 14 Tagen: Keine Subluxation, achsengerecht, im Seitenbild kann man den Defekt der Gelenksfläche und die zentrale Impression deutlich erkennen, c Röntgenkontrolle nach 6 Monaten: Bruch achsengerecht geheilt, keine Stufe, der Defekt in der Gelenksfläche hat sich aufgefüllt. Die zentrale Impression ist nur mehr angedeutet zu erkennen

Abb. 50. a 29jähriger Monteur, Sturz von der Leiter. Distaler Schienbeinbruch links. Bruchform: Kleiner, vorderer lateraler Keil, Schweregrad II (Stufe ohne Subluxation). Behandlung: Gezielter Fersenbeindraht, Reposition, Extension 5−3 kg für 6 Wochen, dann Oberschenkelgehgipsverband für weitere 6 Wochen, b Röntgenkontrolle 1 Woche nach der Reposition in Extension: Keine Stufe im Gelenk, Diastase im oberen Sprunggelenk. Verminderung des Extensionsgewichtes auf 4, später auf 3 kg, c Röntgenkontrolle bei Gipsabnahme nach 3 Monaten: callöse Heilung ohne Achsenknickung und ohne Stufe

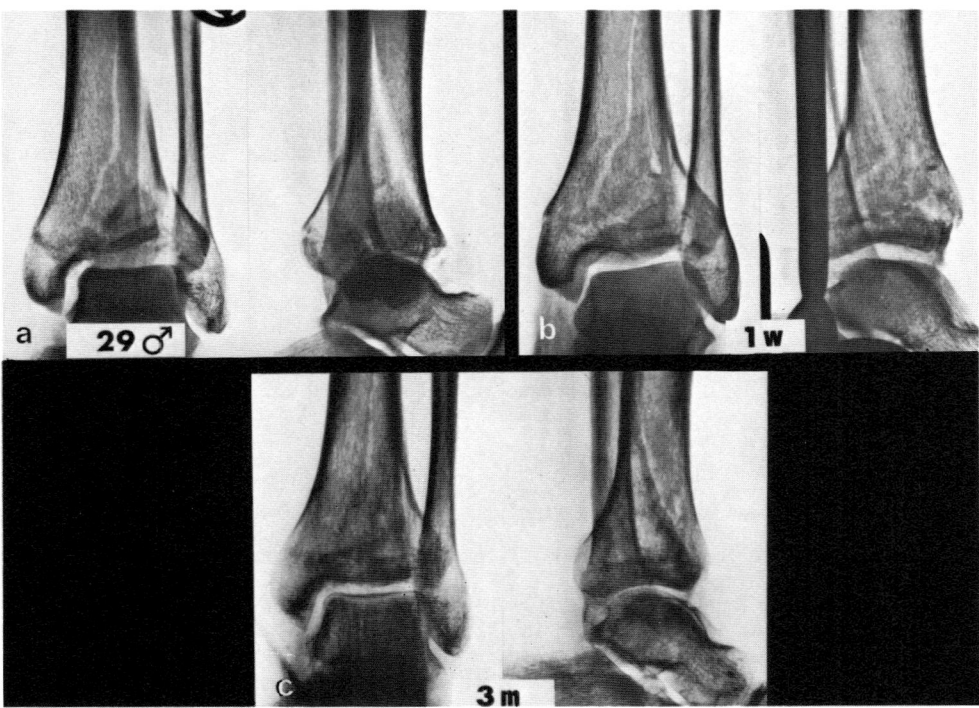

Abb. 50

Folgerungen

1. Sehr gute und gute Ergebnisse bei den geschlossenen Brüchen 454 Fälle = 90,1%, bei den offenen Fällen 49 = 67,1%, bezogen auf alle Brüche 503 = 87,2%.
2. Bei den Sportunfällen sehr gute und gute Ergebnisse sogar bei 132 Fällen, das sind 96%.

19.2 Unsere Schweregradeinteilung und Behandlungsergebnisse

	Schweregrad I 178 Fälle[a]	Schweregrad II 144 Fälle[b]	Schweregrad III 255 Fälle[c]
Sehr gut	152 = 85,4%	99 = 68,8%	136 = 53,3%
Gut	20 = 11,2%	31 = 21,5%	65 = 25,5%
Mäßig	5 = 2,8%	12 = 8,3%	34 = 13,3%
Schlecht	1 = 0,6%	2 = 1,4%	20 = 7,9%

[a] 1 Fall ausgeschieden. [b] 1 Fall ausgeschieden. [c] 4 Fälle ausgeschieden.

Folgerung

Sehr gute und gute Ergebnisse hatten wir bei Schweregrad I: 172 Fälle = 96,6%, bei Schweregrad II: 130 Fälle = 90,3% und bei Schweregrad III: 201 Fälle = 78,8%.

78

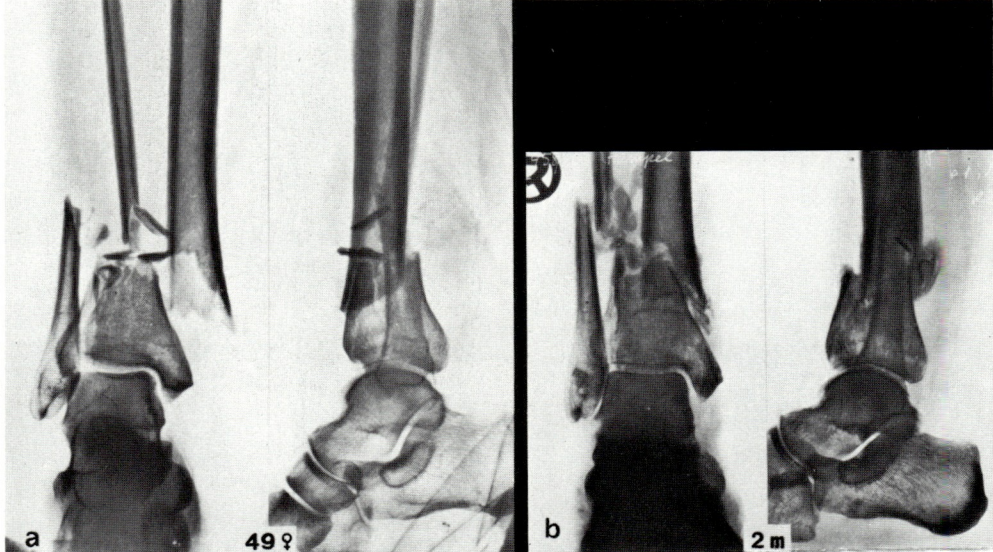

Abb. 51. a 49jährige Hilfsarbeiterin, Leitersturz. Schwerst offener distaler Unterschenkelbruch rechts. Bruchform: Kleiner vorderer Keil mit Subluxation. Schewregrad III (Stufe
mit Subluxation), Seitenverschiebung um mehr als Schaftbreite. Behandlung: Wundausschneidung, Entlastungsschnitt, Dermatomplastik, gezielter Fersenbeindraht, Reposition,
Oberschenkelgipsverband gespalten, Extension mit 5 kg durch 8 Wochen, dann Oberschenkelgipsverband für weitere 6 Wochen. Wundheilung pp, **b** Röntgenkontrolle beim Umgipsen: Keine Stufe im Gelenk, Seitenverschiebung 1/3 Breite, achsengerecht, Verkürzung
1 cm, schon sehr kräftige Callusbildung. Keine Nachuntersuchung

Abb. 52. a 32jähriger KFZ-Mechaniker, Skisturz, geschlossener distaler Unterschenkelbruch links. Bruchform: Vordere und hintere Hälfte, Schweregrad I–II (nur angedeutete
Stufe ohne Subluxation). Behandlung: Gezielter Fersenbeindraht, Extension 5 kg. **b**
Kontrolle am nächsten Tag zeigt verstärkte Stufe durch zu *hohes* Zuggewicht. Es wurde
versäumt das Gewicht zu verringern und mit einem Steinmann-Nagel die Kippung zu be-
seitigen, **c** der Gelenksbruch ist mit Stufe geheilt. Achsengerecht. Beginnende Arthrose,
d Röntgenkontrolle nach 6 Jahren: Schwere Arthrose

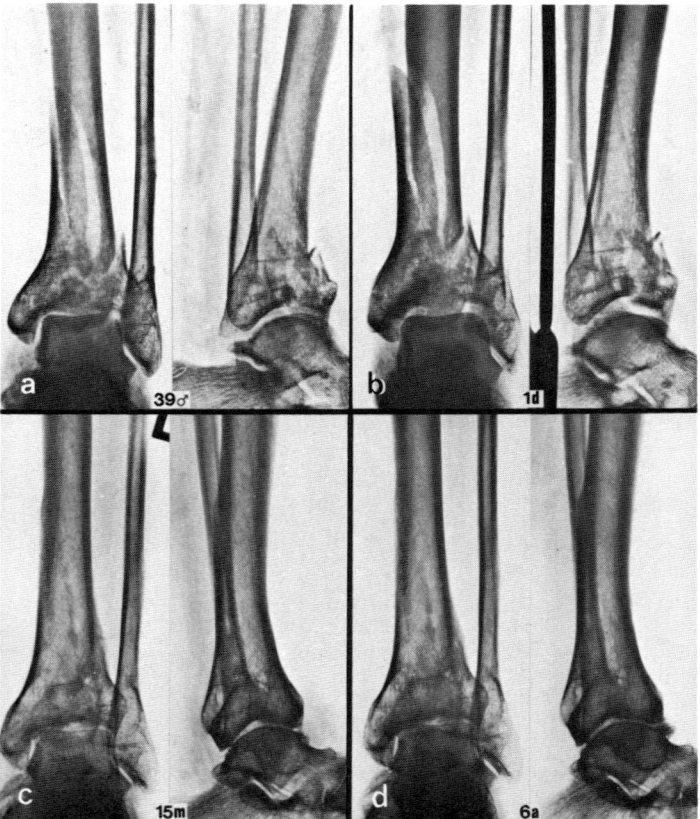

Abb. 52

20 Bruchheilung

Es gab unter den 577 verwertbaren frischen distalen Stauchungsbrüchen keine Fälle, bei denen eine Operation wegen verzögerter Heilung oder Pseudarthrose notwendig gewesen wäre. Alle heilten ohne wesentliche Schwierigkeiten in der Regel nach 10 bis 14 Wochen. Nur schwerste, stark seitenverschobene Brüche wurden vereinzelt 4 bis 5 Monate fixiert. Wir sind der Überzeugung, daß gerade bei diesen Brüchen, die häufig Trümmerzonen haben, die Befolgung der alten Forderung Böhlers, daß es zur Bruchheilung bei der konservativen Behandlung erforderlich sei, eine Verkürzung von 3 bis 5 mm zu erzeugen, besonders wichtig ist.

Um diese Forderung nach einer geringen Verkürzung zu erfüllen, muß man auf folgendes besonders achten:

1. Das seitenverschobene Wadenbein soll nicht reponiert werden. Es verhindert sonst die Verkürzung des Schienbeins (z.B. Abb. 47).
2. Wenn nötig, rechtzeitig eine Fibulaosteotomie machen (Abb. 43, 44).

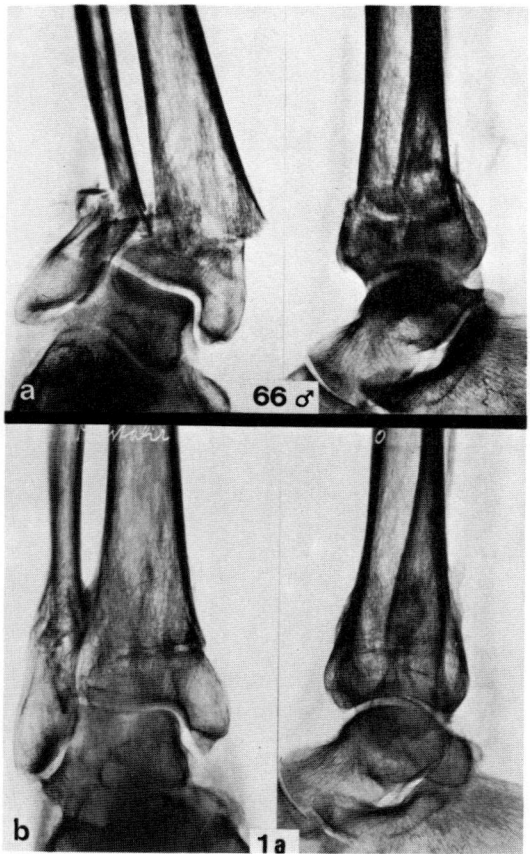

Abb. 53. a 66jähriger Portier, Leitersturz. Geschlossener distaler Unterschenkelbruch rechts. Bruchform: Vordere und hintere Schienbeinhälfte, Schweregrad I (keine Stufe im Gelenk), Seitenverschiebung 1/3 Breite nach lateral. Behandlung: gezielter Fersenbeindraht, Reposition, Dauerextension 3, später 2 kg durch 3 Wochen, dann Oberschenkelgipsverband für weitere 9 Wochen, **b** Röntgenkontrolle nach einem Jahr: Knöcherne Heilung, achsengerecht ohne Seitenverschiebung, ohne Stufe im Gelenk. Verstorben, daher keine Nachuntersuchung

3. Immer auf eine leichte Verkürzung zu achten und bei Extension das Zuggewicht entsprechend zu vermindern.

Bei unserer Operationsindikation, die nur große Keile umfaßt und mit einfachen Mitteln durchgeführt wird (Schraube, Bohrdrähte), besteht keine Gefahr von verzögerter Heilung oder Pseudarthrose.

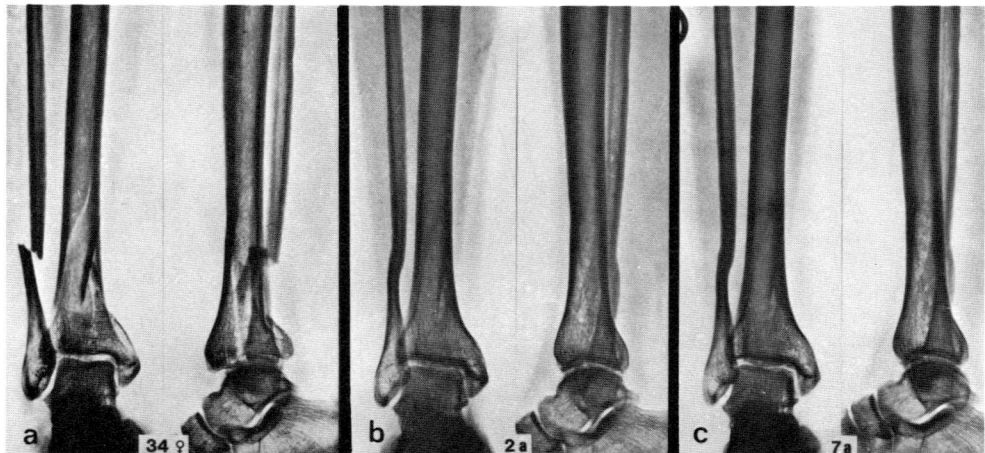

Abb. 54. a 34jährige Bäuerin, vom Traktor gestürzt, geschlossener distaler Unterschenkelbruch. Bruchform: vordere-hintere Schienbeinhälfte, Schweregrad III (Stufe mit Subluxation). Behandlung: gezielter Fersenbeindraht, Reposition, Dauerextension 4 kg für 6 Wochen, dann Oberschenkelgehgipsverband für weitere 6 Wochen, **b** Röntgenkontrolle nach 2 Jahren: Heilung achsengerecht ohne Stufe, leichte Athrose, **c** nach 7 Jahren unverändert leichte Arthrose, keine klinische Nachuntersuchung

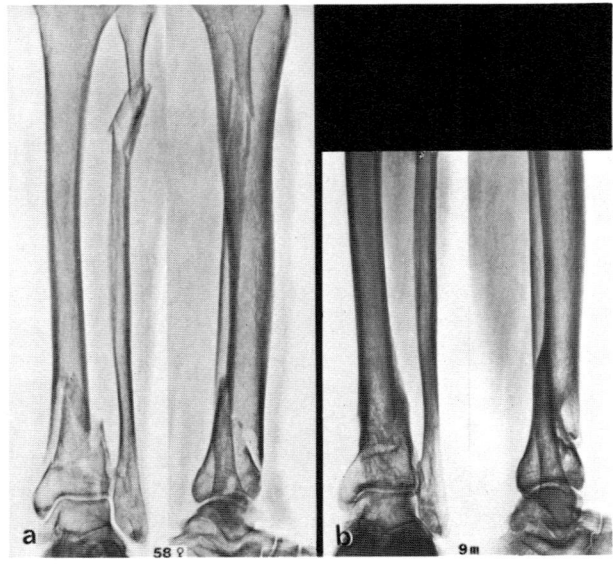

Abb. 55. a 60jährige Pensionistin, Leitersturz. Geschlossener distaler Unterschenkelbruch links. Bruchform: Vordere und hintere Schienbeinhälfte, Schweregrad I (keine Stufe im Gelenk), Seitenverschiebung um halbe Schaftbreite. Behandlung: gezielter Fersenbeindraht, Extension 3 kg für 4 Wochen, dann Oberschenkelgehgipsverband für weitere 8 Wochen, **b** Röntgenkontrolle nach 9 Monaten: Heilung achsengerecht ohne Stufe, Seitenverschiebung um 1/4 Schaftbreite, keine Knochenatrophie

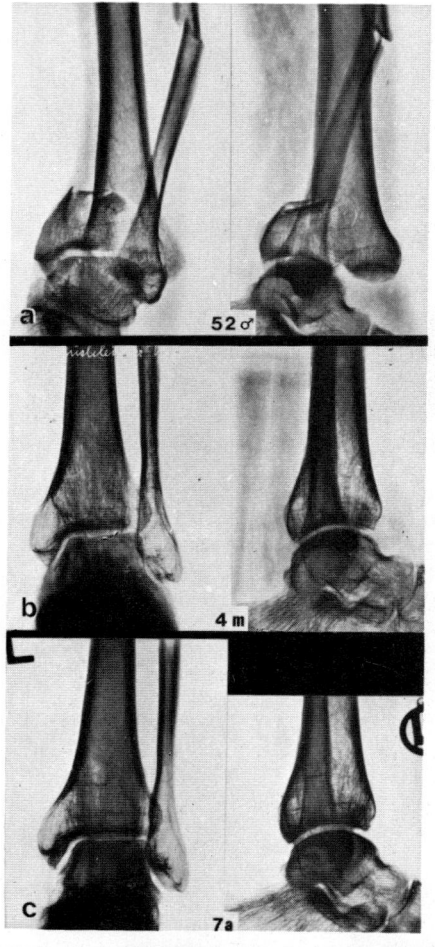

Abb. 56. a 52jähriger Hilfsarbeiter, als Fußgänger von PKW niedergestoßen. Geschlossener distaler Unterschenkelbruch. Bruchform:
Supinations-Verrenkungsbruch, großer hinterer medialer Keil. Schweregrad III (Stufe mit
Luxation), komplette Syndesmosensprengung.
Behandlung: Gezielter Fersenbeindraht, Reposition, Dauerzug mit 5 kg, allmählich auf 3 kg
reduziert für 6 Wochen. Dann Oberschenkelgehgipsverband für weitere 6 Wochen (diese
Brüche kann man auch in einfacher Weise ver-
schrauben), b Röntgen nach 4 Monaten: Heilung in anatomischer Stellung, c Kontrolle
nach 7 Jahren: Keine wesentliche Arthrose,
keine Nachuntersuchung, da verstorben, d
zeigt die Methode des „Gezielten Fersenbeindrahtes", wenn man keinen Bildwandler zur
Verfügung hat. Auf die Haut ist ein Zieldraht
möglichst parallel zum Sprunggelenk aufge-
legt. Ein Zielgitter im seitlichen Bild. So kann
man in beiden Ebenen genau die Lage des Extensionsdrahtes bestimmen, e zeigt, daß der
Draht im Knochen exakt liegt, der schwere
Verrenkungsbruch hat sich ideal eingestellt

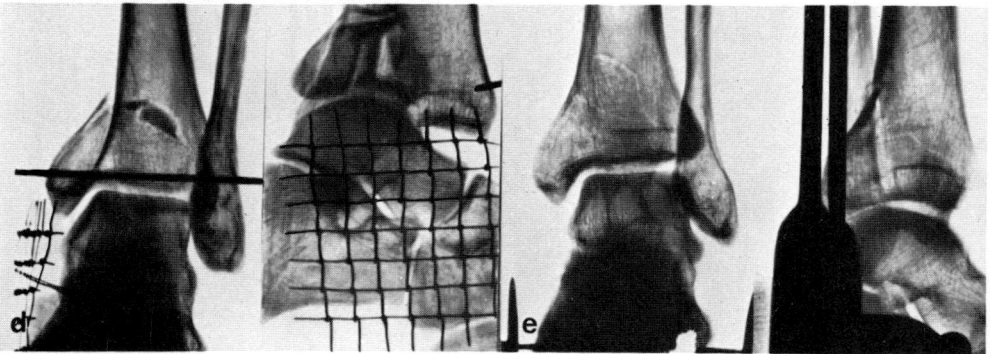

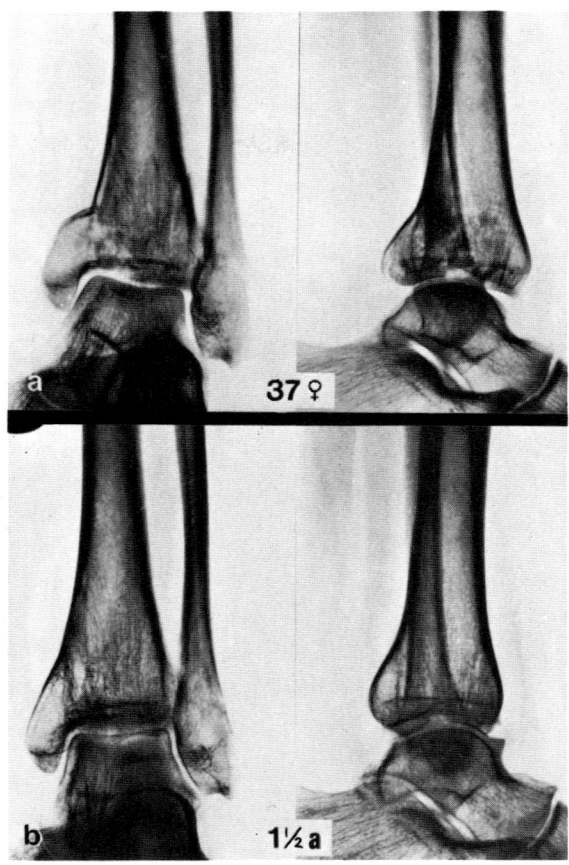

Abb. 57. a 37jährige Hausfrau, Sturz auf der Straße. Distaler Unterschenkelbruch links. Bruchform: Supinationsbruch, Schweregrad III (Stufe mit Subluxation). Behandlung: gezielter Fersenbeindraht, Reposition, Extension 4, dann 3 kg für 6 Wochen, dann Oberschenkelgipsverband für weitere 6 Wochen, **b** Röntgenkontrolle nach 1 1/2 Jahren: Heilung ohne Achsenknickung, ohne Stufe, auch die zentrale Impression ist kaum mehr zu erkennen, leichte Arthrose

84

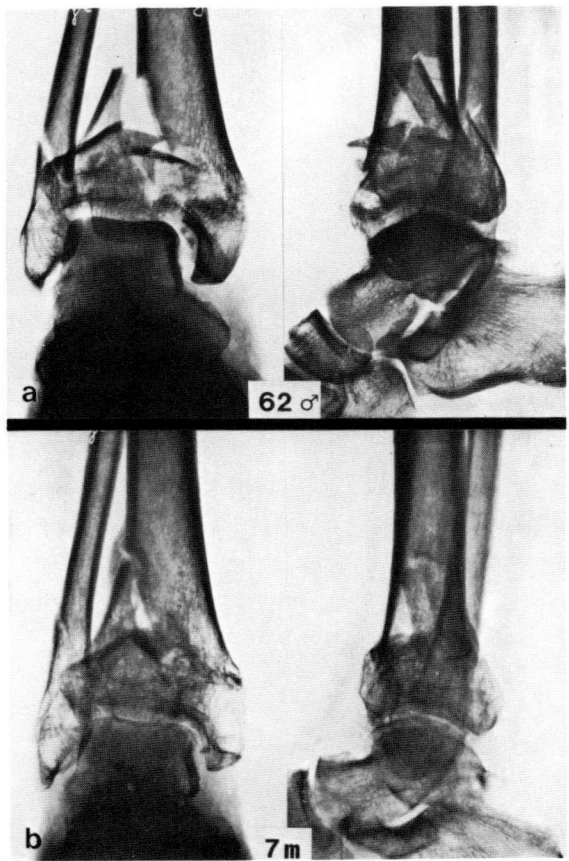

Abb. 58. a 62jähriger Maurer, Leitersturz. Distaler Unterschenkelbruch rechts. Bruchform: regelloser Trümmerbruch, Schweregrad III (starke Verwerfung der Bruchstücke). Behandlung: gezielter Fersenbeindraht, Reposition, Dauerextension 3 kg durch 5 Wochen, dann Oberschenkelgehgipsverband für weitere 7 Wochen, **b** nach 7 Monaten der Bruch callös geheilt. Valgus 5 Grad, keine Gelenksstufe. Die Trümmerzone gut callös aufgefüllt. Verstorben, daher keine Nachuntersuchung

▶

Abb. 59. a 45jähriger Straßenarbeiter, Verkehrsunfall. Geschlossener distaler Unterschenkelbruch. Bruchform: Atypisch, Spaltbruch in der Sagittalebene. Schweregrad I (kleine Stufe im Gelenk). Behandlung: gezielter Fersenbeindraht, 3 kg durch 3 Wochen, dann Oberschenkelgipsverband für weitere 9 Wochen, **b** Röntgenkontrolle bei Gipsabnahme: achsengerecht, keine Stufe, callöse Heilung, leichte bis mäßige Knochenatrophie

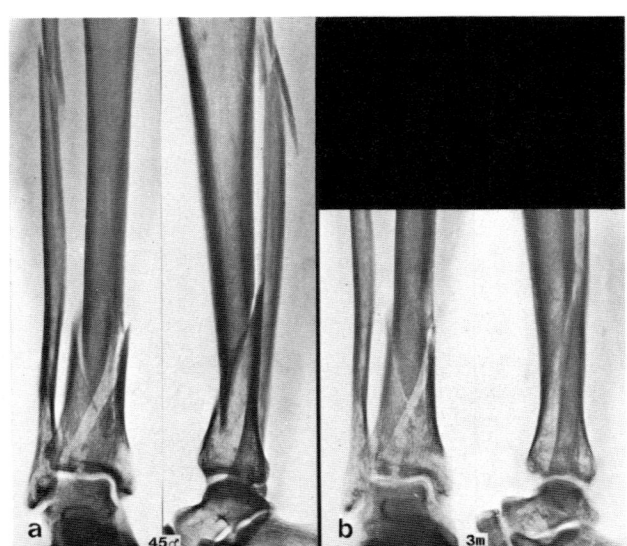

Abb. 59

II Nachuntersuchungsergebnisse
(Abb. 60—97)

Auch für unsere Nachuntersuchungen haben wir ein Codeblatt ausgearbeitet, das im folgenden dargestellt wird. Dabei haben wir nach den Spalten 22—24, welche die allgemeinen
Daten enthielten, in den Spalten 25—39 Fragen eingebaut, wie sie Rüedi, Matter und Allgöwer in ihren an die Patienten ausgeschickten Fragebögen verwendet haben. Rüedi hat
diese Fragebogen nur bei Patienten ausgewertet, die zu einer Nachuntersuchung nicht
erscheinen konnten, um von ihnen wenigstens diese subjektiven Angaben zu haben. Der
Grund dafür, daß wir bei allen erschienenen Patienten auch den Fragebogen ausfüllen ließen war nur der, eine gute Vergleichsbasis mit der Rüedi-Statistik zu bekommen. Diese
Fragen wurden von einer Sekretärin von dem zur Nachuntersuchung erschienenen Patienten abgefragt und dieser erst dann zum Röntgen bzw. nachuntersuchenden Arzt geschickt,
der die objektive Untersuchung durchführte. Es sollte dadurch vermieden werden, daß der
Patient durch die Person des Arztes in seinen Aussagen beeinflußt wird. In jeder Spalte
stehen hinter den einzelnen Fragen eine Zahl (1, 2, od. 4), deren Summe dann auf Spalte
39 eine Auswertung der subjektiven Angaben in die 4 Spalten sehr gut, gut, mäßig und
schlecht ergibt. Die eigene Untersuchung umfaßt Spalte 40—48. Von jedem Verletzten
wurden folgende Röntgenbilder gemacht:

1. Der verletzte distale Unterschenkel in beiden Ebenen mit Vergleich der unverletzten
   Seite (um die Arthrose zu erfassen).
2. Je ein Röntgen des verletzten Fußes bei maximal möglicher aktiver Dorsal- und Plantarflexion, um die Beweglichkeit im oberen Sprunggelenk zu dokumentieren.

Nachuntersuchung

22	23 Alter bei NU	24 Jahre nach Unfall
0 nicht erschienen (ohne Grund) 1 erschienen 2 nur Fragebogen 3 gestorben	57	4

27 Anlaufschmerz	28 Nachtschmerz	29 wetterbedingter Schmerz
0 keine Antwort (k.A.) 1 ja 2 nein (2) 3 selten (1)	0 k.A. 1 ja 2 nein (2) 3 selten (1)	0 k.A. 1 ja 2 nein (2) 3 selten (1)

32 Subjektive Behinderung	33 Schwellung des Beines	34 rasche Ermüdbarkeit
0 k.A. 1 ja 2 nein (2)	0 k.A. 1 ja 2 nein (2) 3 selten (1)	0 k.A. 1 ja 2 nein (2)

Zahlen in Klammer von Spalte 25–38 ergeben die Summe der Fragebogenauswertung nach Spalte 39 (nach Rüedi u. Mitarbeiter)

37 Hinken	38 Sind Sie zufrieden	39 Summe der Frage- bogenauswertung
0 k.A. 1 ja 2 nein (2)	0 k.A. 1 ja (4) 2 nein 3 könnte besser sein	0 k.A. 1 sehr gut (35–40) 2 gut (25–34) 3 mäßig (15–24) 4 schlecht (0–14)

42 Schwellung Knöchel- gegend klin. in cm	43 Muskelschwund Wade in cm	44 Arthrose (Vergleich andere Seite)
2	0	0 k. NU 1 leicht 2 mittel 3 schwer 4 nicht verwertbar (Arthrodese)

47 Rö, Achsenknickung in %	48 Unfallhergang
	0 — 1 Sturz aus der Ebene 2 Sturz aus der Höhe 3 Verkehrsunfall 4 Sportunfall

25
Beruf

0 keine Arbeit
1 Gleicher Beruf (4)
2 unfallbedingter Berufswechsel (2)
   (leichtere Arbeit)
3 durch Unfall keine Arbeit

26
Sport seit Unfall

0
1 ja (2)
2 nein

3 nein, auch vorher kein Sport

30
Schmerzverschlimmerung seit
Behandlungsabschluß

0 k.A.
1 ja
2 nein (4)

31
Völlig beschwerdefrei

0 k.A.
1 ja (4)
2 nein
3 ja, aber nicht wie vor Unfall (2)

35
Beweglichkeit oberes Sprunggelenk
seitengleich

0 k.A.
1 ja (4)
2 nein

36
Beweglichkeit unteres Sprunggelenk
seitengleich

0 k.A.
1 ja (4)
2 nein

Eigene Untersuchung

40
oberes Sprunggelenk

0 −
1 seitengleich
2 − 20° behindert
3 − 30° behindert
4 − 40° behindert
5 mehr behindert
6 steif (Arthrodese)
7 steif (ohne Arthrodese)

41
unteres Sprunggelenk

0 −
1 frei
2 1/4 behindert
3 1/2 behindert
4 3/4 behindert
5 steif

46
Rö, Achsenknickung bei
Behandlungsabschluß

45
Gelenkverhältnisse bei NU

0 keine NU
1 keine Stufe (primär auch nicht)
2 keine Stufe (gute Rep.)
3 nur zentrale Impression
4 Stufe 1−5 mm ohne Subluxation
5 Stufe über 5 mm ohne Subluxation
6 Stufe 1−5 mm mit Subluxation
7 Stufe über 5 mm mit Subluxation
8 starke Verwerfung

0 Rö fehlt
1 achsengerecht auch primär
2 achsengerecht durch Rep.

1 Zahl der Nachuntersuchungen

Fälle insgesamt	506 Geschlossene Brüche	77 Offene Brüche	583 Alle Brüche	Davon 138 Sportunfälle
Davon persönlich klinisch und röntgenologisch nachuntersuchte Fälle	274 = 54,1%	42 = 54,5%	316 = 54,2%	74 = 53,6%
Nur Röntgenbilder mindestens 2 Jahre nach Behandlungs-abschluß	34 = 6,8%	9 = 11,7%	43 = 7,4%	14 = 10,1%
insgesamt nach-untersucht	308 = 60,9%	51 = 66,2%	359 = 61,6%	88 = 63,8%

2 Zeitpunkt der Nachuntersuchung und Alter bei der Nachuntersuchung

Die 316 persönlich nachuntersuchten Patienten waren im Durchschnitt 52 Jahre alt.

Die Nachuntersuchungszeiten lagen zwischen 1–21 Jahren, im Durchschnitt 10,3 Jahre nach dem Unfall.

Das Durchschnittsalter bei Heim und Nässer betrug bei der Nachuntersuchung 37 Jahre, bei Rüedi, Matter und Allgöwer 40, bzw. 44 Jahre (sie haben 2mal nachuntersucht).

3 Befragung der Nachuntersuchten

3.1 *Auswertung der Befragung von 316 nachuntersuchten Patienten mit frischen distalen Stauchungsbrüchen der Tibia, davon 88 Sportunfälle (nach Rüedi, Matter u. Allgöwer)*

	316 Fälle			davon 88 Sportunfälle		
	Ja	Nein	Selten	Ja	Nein	Selten
Gleiche Arbeit	286 = 90,5%	26 = 8,2% leichte Arbeit	4 = 1,3% keine Arbeit	87 = 98,9%	1 = 1,1%	nur leichte Arbeit
Sport seit Unfall	109 = 34,5%	110 = 38,0%	auch vorher k. Sport 87 = 27,5%	73 = 83,0%	15 = 17,0%	–
Anlaufschmerz	82 = 25,9%	188 = 59,5%	46 = 14,6%	9 = 10,2%	68 = 77,3%	11 = 12,5%
Nachtschmerz	21 = 6,6%	252 = 79,7%	43 = 13,7%	1 = 1,1%	82 = 93,2%	5 = 5,7%
Wetterbedingte Schmerzen	137 = 43,4%	81 = 25,6%	98 = 31,0%	18 = 20,5%	37 = 42,1%	33 = 37,4%
Schmerzverschlimmerung seit Beh.Abschluß	16 = 5,1%	300 = 94,9%	–	–	88 = 100%	–
Völlig beschwerdefrei	77 = 24,4%	140 = 44,3%	nicht wie v. d. Unfall 99 = 31,3%	44 = 50,0%	20 = 22,7%	24 = 27,3%
Subjektive Behinderung	105 = 33,2%	211 = 66,8%	–	8 = 9,1%	80 = 90,9%	–
Schwellung des Beines	114 = 36,1%	124 = 39,2%	78 = 24,7%	16 = 18,2%	48 = 54,6%	24 = 27,2%
Rasche Ermüdbarkeit	116 = 36,7%	200 = 63,6%	–	10 = 11,4%	78 = 88,6%	–
Beweglichkeit oberes Sprunggelenk seitengleich	177 = 56,0%	139 = 44,0%	–	66 = 75,0%	22 = 25,0%	–
Beweglichkeit unteres Sprunggelenk seitengleich	193 = 61,1%	123 = 38,9%	–	79 = 89,9%	9 = 10,2%	–
Hinken	36 = 11,4%	280 = 88,6%	–	1 = 1,1%	87 = 98,9%	–
Sind Sie zufrieden	285 = 90,2%	5 = 1,6%	könnte besser sein	87 = 98,9%	1 = 1,1%	–

Beispiele für Nachuntersuchungsergebnisse von Brüchen Gruppe I — Fissuren ins Gelenk (Abb. 60, 61).

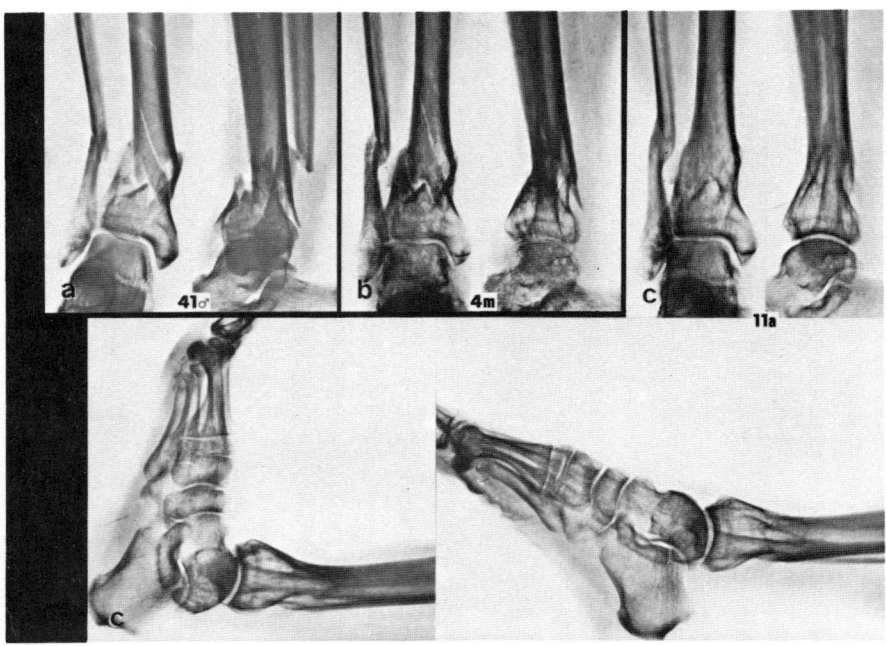

Abb. 60. a 41jähriger Tischler, Skisturz. Distaler Unterschenkelbruch rechts. Bruchform: Fissur ins Gelenk, Schweregrad I (keine Stufe). Behandlung: gezielter Fersenbeindraht, Extension 3 kg durch 4 Wochen, dann Oberschenkelgehgipsverband für weitere 8 Wochen, **b** Röntgenkontrolle nach 4 Monaten: callöse Heilung, keine Stufe, Rekurvation 5 Grad, **c** bei der Nachuntersuchung nach 11 Jahren (Privatunfall) Auswertung der Befragung: Sehr gut. Oberes und unteres Sprunggelenk frei, keine Schwellung, keine Muskelatrophie, keine Arthrose

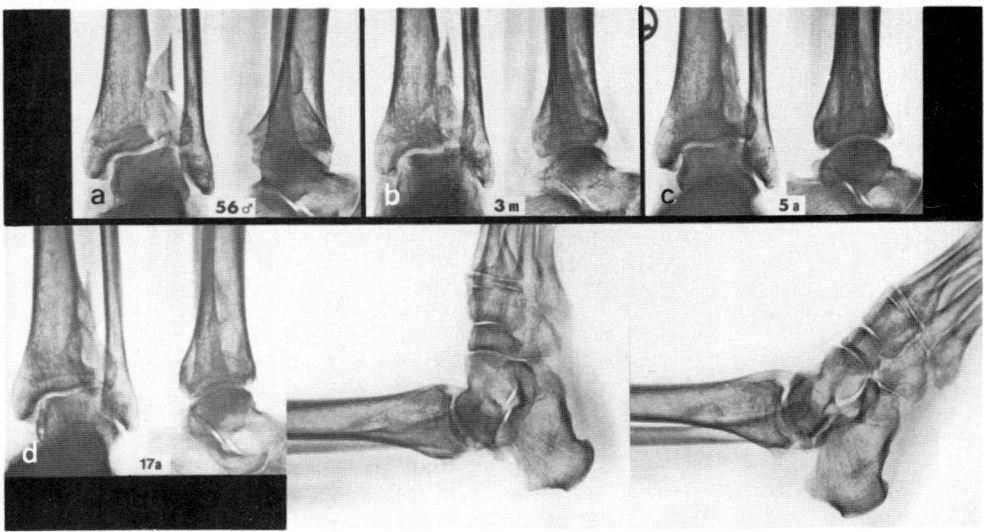

Abb. 61

Abb. 61. a 56jähriger Hilfsarbeiter, Sturz beim Gehen. Bruchform: Vordere Keile (atypisch) Schweregrad II (Stufe ohne Subluxation). Behandlung: Gezielter Fersenbeindraht, Extension 3 kg durch 4 Wochen, dann Oberschenkelgipsverband für weitere 8 Wochen, b Röntgenkontrolle bei Gipsabnahme nach 3 Monaten: Keine Stufe, callöse Heilung, leichte Knochenatrophie, c Röntgenkontrolle nach 5 Jahren: Knöcherne Heilung, keine Arthrose, d bei der Nachuntersuchung nach 17 Jahren (Arbeitsunfall) Auswertung der Befragung: Gut. Oberes Sprunggelenk 10 Grad behindert, unteres Sprunggelenk 1/4 behindert. Knöchelgegend 1 cm verdickt, keine Muskelatrophie, keine Arthrose

◀

Beispiel für Nachuntersuchungsergebnis eines Bruches Bruchform Gruppe II — Vordere Keile — (Abb. 62).

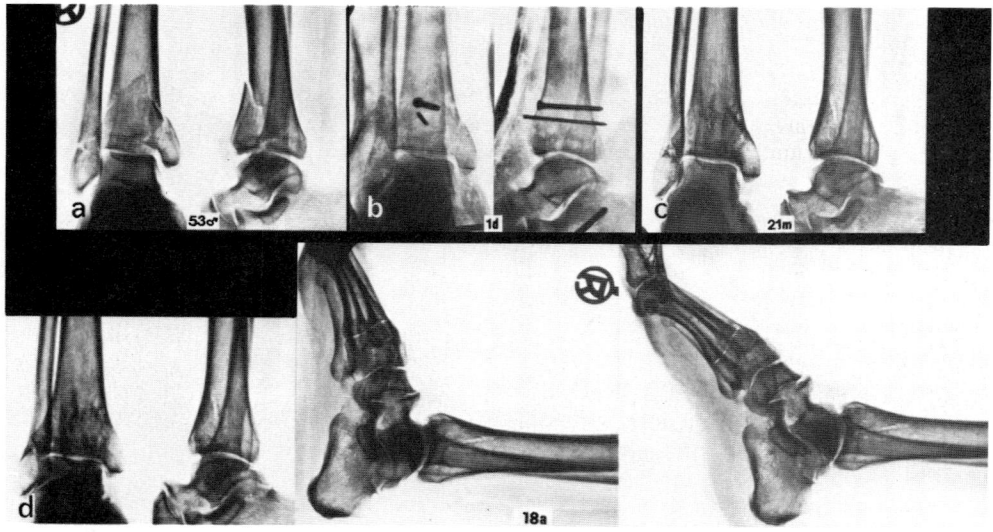

Abb. 62. a,b 53jähriger Hilfsarbeiter, Leitersturz, distaler Unterschenkelbruch rechts. Bruchform: Vorderer Keil, Schweregrad II (Stufe ohne Subluxation). Behandlung: Primär offene Reposition, 1 Schraube, 1 Bohrdraht, 12 Wochen Oberschenkelgipsverband, davon 6 Wochen kein Gehbügel, c Röntgenkontrolle nach 21 Monaten: Heilung ohne Stufe, d bei der Nachuntersuchung nach 18 Jahren (Privatunfall) Auswertung der Befragung: Gut. Oberes Sprunggelenk bis 20 Grad behindert, unteres Sprunggelenk halb behindert, Knöchelgegend 1 cm verdickt, Wadenatrophie 1 cm

3.2 Punkteauswertung dieser Befragung

	274 geschlossene Fälle	42 offene Fälle	316 alle Fälle	Davon 88 Sportunfälle
Sehr gut (35–40 Pkt.)	97 = 35,4%	3 = 7,1%	100 = 31,6%	54 = 61,4%
Gut (25–34 Pkt.)	100 = 36,5%	11 = 26,2%	111 = 35,1%	30 = 34,1%
Mäßig (15–24 Pkt.)	57 = 20,8%	20 = 47,6%	77 = 24,4%	3 = 3,4%
Schlecht (0–14 Pkt.)	20 = 7,3%	8 = 19,1%	28 = 8,9%	1 = 1,1%
	274 = 100%	42 = 100%	316 = 100%	88 = 100%

Beispiele für Nachuntersuchungsergebnisse von Brüchen der Bruchform Gruppe III — kleiner vorderer lateraler Keil mit zentraler Subluxation (Abb. 63–72).

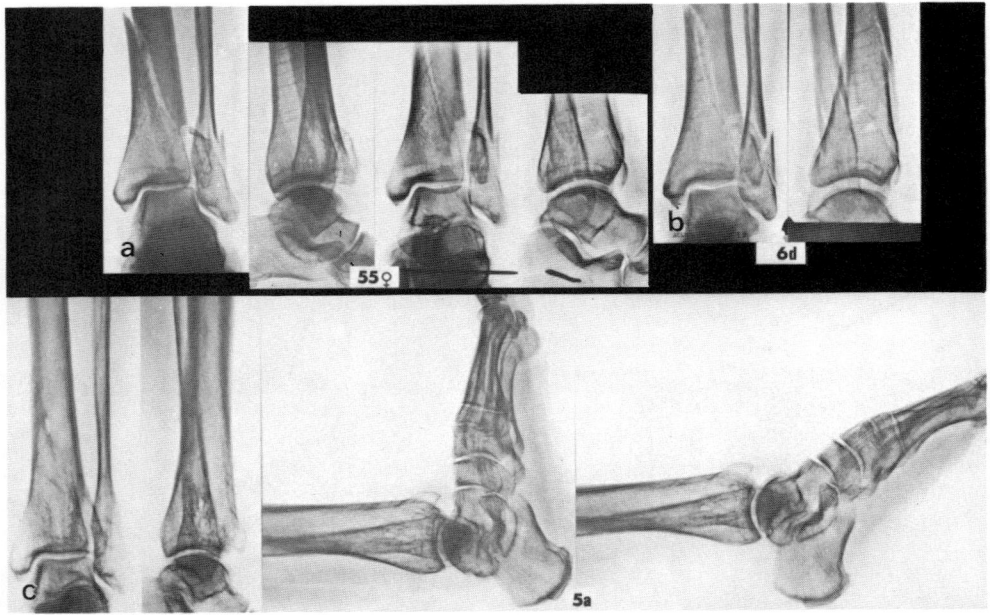

Abb. 63. a 55jährige Gastwirtin, Sturz auf der Straße. Geschlossener distaler Unterschenkelbruch links. Bruchform: kleiner vorderer lateraler Keil, Schweregrad II (Stufe ohne Subluxation). Behandlung: gezielter Fersenbeindraht, Dauerextension 5 kg, später 4 und 3 kg durch 5 Wochen, dann Oberschenkelgehgipsverband für weitere 7 Wochen. Auf dem Bild am ersten Tag sieht man die richtige Lage des Fersenbeindrahtes, **b** Röntgenkontrolle in Extension am 6. Tag: der kleine vordere laterale Keil hat sich sehr gut angelegt, es besteht keine Stufe im Gelenk, leichte Diastase, deshalb Verminderung des Zuggewichtes von 5 auf 4 kg, **c** bei der Nachuntersuchung nach 15 Jahren (Privatunfall) Auswertung der Befragung: Sehr gut. Oberes und unteres Sprunggelenk frei, keine Schwellung, kein Muskelschwund an der Wade. Knöcherne Heilung, achsengerecht ohne Stufe. Keine Arthrose

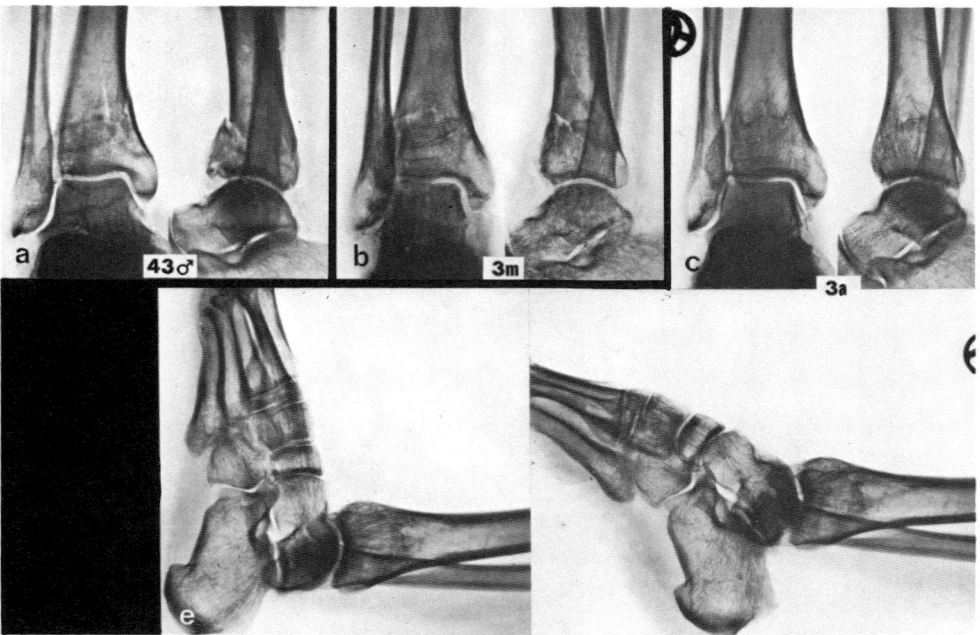

Abb. 64. a 44jähriger Kraftfahrer, Skisturz. Distaler Schienbeinbruch rechts. Bruchform: Kleiner vorderer lateraler Keil mit zentraler Subluxation, Schweregrad III (Stufe mit Subluxation). Behandlung: gezielter Fersenbeindraht, Extension 4 kg durch 4 Wochen, dann Oberschenkelgipsverband für weitere 8 Wochen, Gehbügel nach 6 Wochen, b Röntgenkontrolle bei Gipsabnahme nach 3 Monaten: Achsengerecht, kleine Stufe mit Subluxation gegenüber dem vorderen lateralen Keil besteht noch, c bei der Nachuntersuchung nach 3 Jahren (Privatunfall) Auswertung der Befragung: Sehr gut. Oberes und unteres Sprunggelenk frei, keine Schwellung, Wade 1 cm Muskelschwund, bisher keine Arthrose

Es muß betont werden, daß 45% unserer nachuntersuchten Verletzten versicherte Arbeitsunfälle waren, von denen etliche eine Rente bezogen. Bei dieser Gruppe ist die Befragung nach Schmerzen und Beschwerden immer recht problematisch. Trotzdem liegen wir bei einem Vergleich mit Rüedi, Matter und Allgöwer gut. Sie fanden von 80 Patienten bei den in gleicher Weise befragten Patienten: sehr gut: 31 = 39%, gut: 28 = 35%, mäßig: 9 = 11%, schlecht: 12 = 15%.

Folgerungen

1. Je 1/3 aller Fälle hatten sehr gute und gute Ergebnisse, 1/5 mäßige und unter 10% schlechte Ergebnisse.
2. Die offenen Frakturen schneiden bei der Befragung deutlich schlechter ab.
3. Am besten liegen die Sportunfälle, sie haben über 90% sehr gute und gute Ergebnisse bei der Befragung (leichtere Frakturen, keine versicherten Arbeitsunfälle).

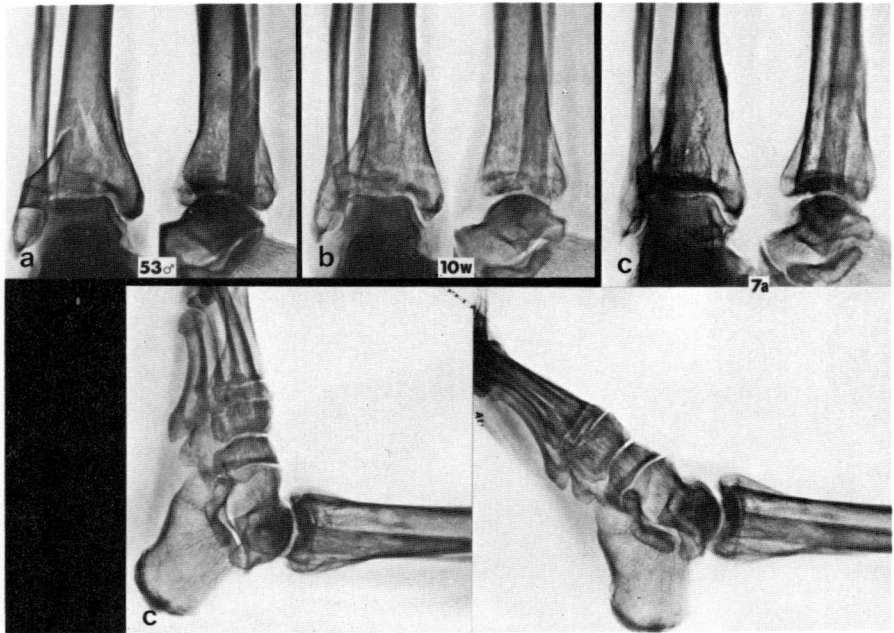

Abb. 65. a 53jähriger Speiseeiserzeuger, Leitersturz. Distaler Schienbeinbruch rechts. Bruchform: Kleiner vorderer lateraler Keil mit zentraler Subluxation. Schweregrad III (Stufe mit Subluxation). Behandlung: Gezielter Fersenbeindraht, Reposition, Extension 4 kg für 6 Wochen, dann Oberschenkelgehgipsverband für weitere 8 Wochen, **b** Röntgenkontrolle bei einem Umgipsen, 10 Wochen ab Unfall: Keine Stufe, achsengerechte Stellung, **c** bei der Nachuntersuchung nach 7 Jahren (Privatunfall) Auswertung der Befragung: Sehr gut. Oberes und unteres Sprunggelenk frei, Knöchelgegend 1 cm verdickt, kein Muskelschwund an der Wade, leichte Arthrose

3.3 Auswertung unserer Befragung bezogen auf Schweregradeinteilung nach Rüedi etc.

	Rüedi I	Rüedi II	Rüedi III	
Sehr gut	29 = 58,0%	50 = 42,0%	21 = 14,3%	100 = 31,6%
Gut	18 = 36,0%	45 = 37,8%	48 = 32,7%	111 = 35,1%
Mäßig	2 = 4,0%	19 = 16,0%	56 = 38,1%	77 = 24,4%
Schlecht	1 = 2,0%	5 = 4,2%	22 = 14,9%	28 = 8,9%
	50 = 100%	119 = 100%	147 = 100%	316 = 100%

Folgerungen

1. 94% der mit Schweregrad I nach Rüedi hatten gute Ergebnisse (wobei man die sehr guten und guten Fälle zusammengefaßt hat), fast 80% des Schweregrades II, knapp 50% des Schweregrades III.
2. Bei den schlechten Ergebnissen in der Rüedi I Gruppe mit 1 Fall und in der Rüedi III Gruppe 22 Fälle (15%).

3.5 Literaturvergleich (z.T. nach Rüedi)

Chronologisch	Zahl der Fälle	Behandlung konservativ/ operativ	Funktion (gutes Resultat in Prozent)
Bonnier 1956	30	20/ 10	43%
Crochet 1957	95	48/ 7	48%
Forquet 1959	29	8/ 21	55%
Parrini 1960	161	–	58%
Rüedi, Matter, Allgöwer 1960	84	0/ 84	74%
Decouly 1961	49	25/ 23	45%
Gay 1963	142	70/ 72	50%
Jahna, Wittich, Hartenstein	583	465/118	76%[b] 68%[a] (95%)

[a] Prozentsatz der guten Ergebnisse bei der Befragung laut Fragebogen aller nachuntersuchter Patienten (subjektiver Befundung). Zahl in Klammer: Ergebnisse der Sportunfälle.
[b] Prozentsatz der guten Resultate bei der klinischen Nachuntersuchung (objektiver Befund).

4 Klinische Nachuntersuchung

4.1 Beweglichkeit des unteren Sprunggelenkes

	274 geschlossene Brüche	42 offene Brüche	Alle 316 Brüche	Davon 88 Sportunfälle
Frei	135 = 49,4%	7 = 16,7%	142 = 44,9%	70 = 79,6%
1/4 behindert	57 = 20,8%	3 = 7,1%	60 = 19,0%	13 = 14,8%
1/2 behindert	46 = 16,8%	15 = 35,7%	61 = 19,3%	3 = 3,4%
3/4 behindert	27 = 9,7%	13 = 31,0%	40 = 12,7%	1 = 1,1%
Steif	9 = 3,3%	4 = 9,5%	13 = 4,1%	1 = 1,1%
	274 = 100%	42 = 100%	316 = 100%	88 = 100%

Folgerungen

1. Rund 2/3 aller Nachuntersuchten und auch der geschlossenen Fälle haben ein freies oder nur 1/4 eingeschränktes unteres Sprunggelenk, 1/3 der Nachuntersuchten war 1/2 und mehr behindert.
2. Bei den offenen Frakturen war nur knapp 1/4 der Nachuntersuchten bis 1/4 eingeschränkt und 3/4 ein halb und stärker eingeschränkt.

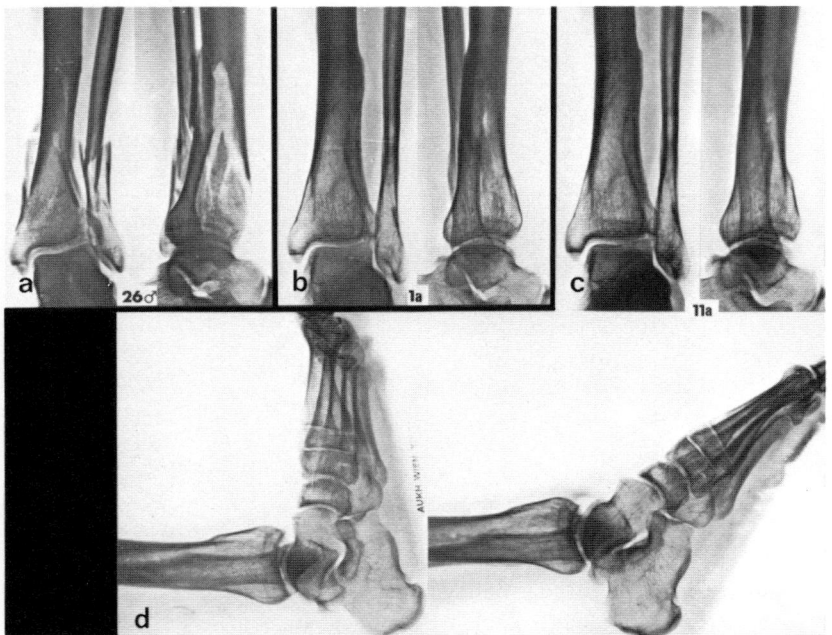

Abb. 66. a, b. 25jähriger Landwirt, Sturz vom Heuwagen. Distaler Unterschenkelbruch links. Bruchform: Kleiner vorderer lateraler Keil, supramalleoläre Trümmerzone. Schweregrad II (Stufe ohne Subluxation). Behandlung: gezielter Fersenbeindraht, Reposition, Extension 4, dann 2 kg durch 5 Wochen, dann Oberschenkelgehgipsverband für weitere 7 Wochen, **c** Röntgenkontrolle nach 1 Jahr: Knöcherne Heilung, achsengerecht ohne Stufe, keine Arthrose, **d** bei der Nachuntersuchung nach 11 Jahren (Arbeitsunfall) Auswertung der Befragung: Gut. Seitengleiche Sprunggelenksbeweglichkeit, keine Schwellung, keine Muskelatrophie, keine Arthrose

▶

Abb. 67. a 53jähriger Polizist, Leitersturz. Distaler Schienbeinbruch links. Bruchform: Kleiner vorderer lateraler Keil mit Subluxation, Schweregrad III (Stufe mit Subluxation). Behandlung: gezielter Fersenbeindraht, Reposition, Extension 5, dann 3 kg für 6 Wochen, dann Oberschenkelgipsverband für weitere 6 Wochen, **b** Röntgenkontrolle nach 5 Monaten: callöse Heilung, 3–5 Grad Valgus, kleine Stufe ohne Subluxation. Leichte Knochenatrophie, **c** bei der Nachuntersuchung nach 11 Jahren (Privatunfall) Auswertung der Befragung: Gut. Oberes Sprunggelenk 25 Grad behindert (Dorsalflexion!). Mittelschwere Arthrose, fast nur über dem kleinen Keil, der auch die Dorsalflexion behindert (Wäre durch Abmeißelung des kleinen Keiles zu vermeiden gewesen)

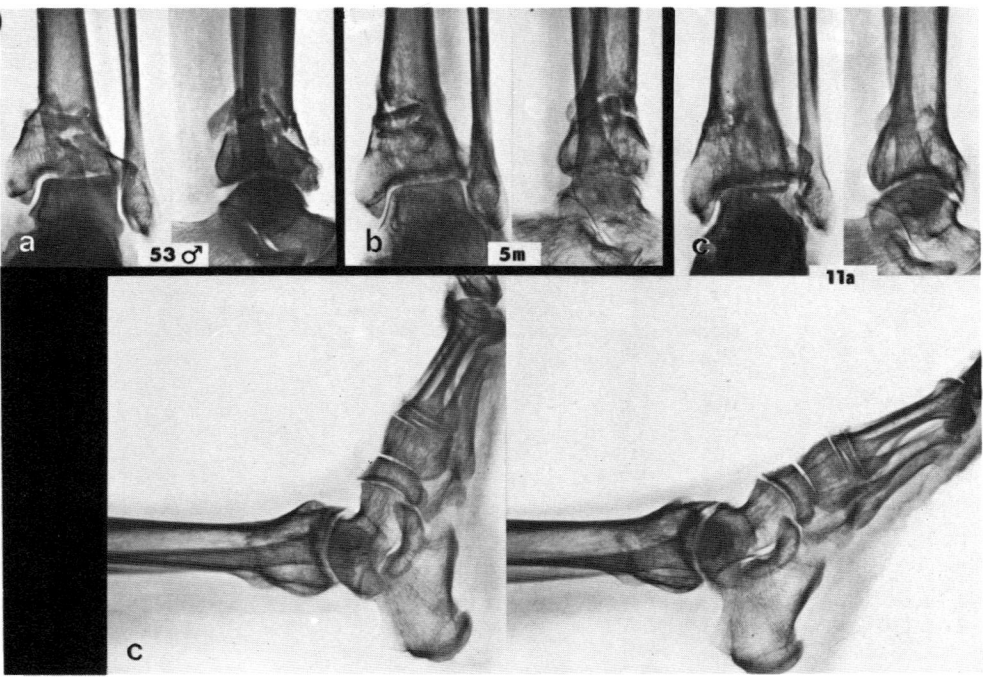

Abb. 67

3. Dieser Prozentsatz wurde interessanterweise auch fast genauso von den Befragten angegeben und somit richtig beurteilt.

4.2 Beweglichkeit des oberen Sprunggelenkes

	274 geschlossene Fälle	42 offene Fälle	Alle 316 Fälle	Davon 88 Sportunfälle
Seitengleich bis 20 Grad	141 = 51,5%	7 = 16,7%	148 = 46,8%	64 = 72,8%
behindert bis 30 Grad	78 = 28,5%	13 = 31,0%	91 = 28,9%	19 = 21,6%
behindert bis 40 Grad	33 = 12,0%	11 = 26,2%	44 = 13,9%	3 = 3,4%
behindert	7 = 2,5%	6 = 14,2%	13 = 4,1%	—
mehr behindert	—	1 = 2,4%	1 = 0,3%	—
Steif (Arthrodese)	9 = 3,3%	1 = 2,4%	10 = 3,2%	1 = 1,1%
Steif (ohne Arthrodese)	6 = 2,2%	3 = 7,1%	9 = 2,8%	1 = 1,1%
	274 = 100%	42 = 100%	316 = 100%	88 = 100%

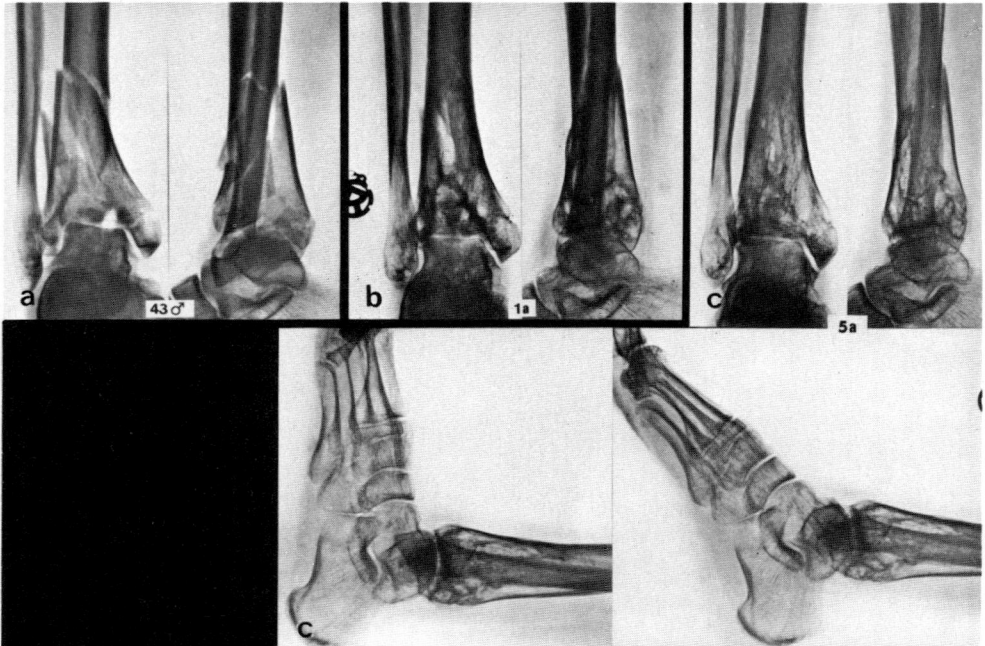

Abb. 68. a 43jähriger Arbeiter, Leitersturz. Distaler Schienbeinbruch rechts. Bruchform: Kleiner vorderer lateraler Keil mit zentraler Subluxation, Übergang zum regellosen Trümmerbruch. Schweregrad III (starke Verwerfung der Bruchstücke, Subluxation des Sprungbeines um 2 cm nach zentral). Behandlung: Gezielter Fersenbeindraht, Reposition, Extension mit 5–3 kg für 6 Wochen, dann Oberschenkelgehgipsverband für weitere 8 Wochen. Nebenverletzung: Schwerer Fersenbeinbruch links, **b** Röntgenkontrolle nach 1 Jahr: Bruch knöchern geheilt, achsengerecht, der größte Teil der tragenden Gelenksfläche nahezu ideal reponiert, gegenüber dem kleinen vorderen lateralen Keil besteht aber kleine Stufe mit geringer zentraler Subluxation. (Abmeißelung wäre günstig gewesen!), **c** bei der Nachuntersuchung nach 5 Jahren (Arbeitsunfall!!) Auswertung der Befragung: Schlecht. Das obere Sprunggelenk 20 Grad behindert, unteres Sprunggelenk 1/4 behindert. Schwellung der Knöchelgegend nur 1 cm, kein Muskelschwund, unverändert mittelschwere Arthrose nach 1 Jahr

Folgerungen

1. Rund die Hälfte aller Fälle und auch der geschlossenen Fälle hatten ein freies oberes Sprunggelenk, bei den offenen war es knapp 1/4.
2. Der Prozentsatz aller Fälle, die ein freies oberes Sprunggelenk hatten, wurde auch bei der Befragung angegeben. Es ist sehr interessant, daß auch die versicherten Arbeitsunfälle bei der Sprunggelenksbeweglichkeit verwertbare und richtige Angaben machten und nur bei den nicht überprüfbaren Beschwerden sicherlich zu Übertreibungen neigten.

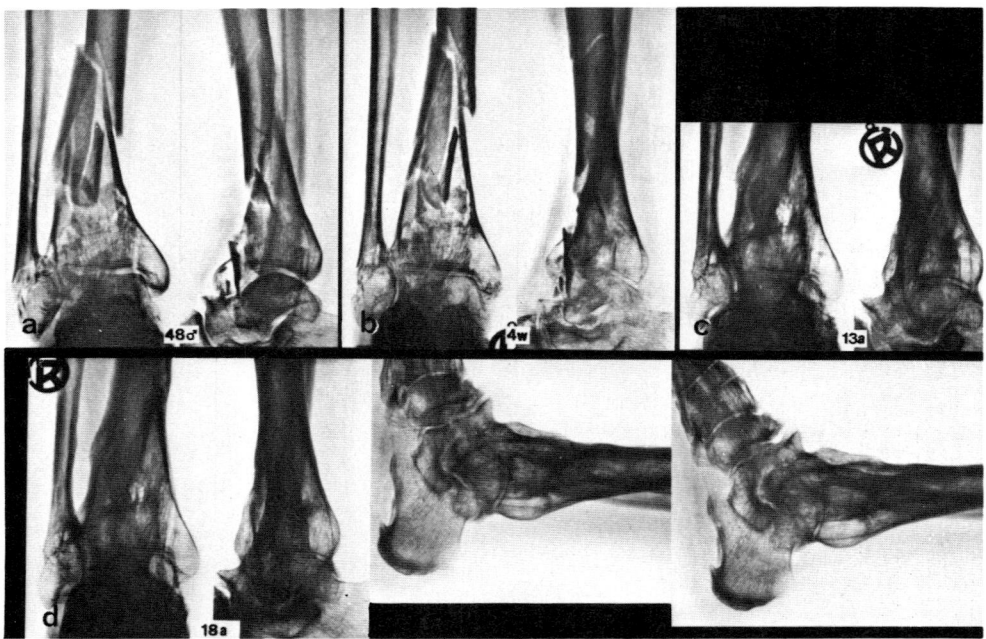

Abb. 69. a 48jähriger technischer Angestellter, Verkehrsunfall, geschlossener distaler Unterschenkelbruch re. Bruchform: Kleiner vorderer lateraler zertrümmerter Keil, Übergang zur
regellosen Trümmerfraktur. Schweregrad III (Stufe mit starker Subluxation). Schwere
Nebenverletzung der gleichen Extremität: offener Oberschenkelschaftbruch, Mittelfußkno-
chenbruch. Behandlung: gezielter Fersenbeindraht, Reposition, durch 6 Wochen, dann
Oberschenkelgehgipsverband für weitere 8 Wochen, **b** nach 4 Wochen hätte man hier die
Trümmer des kleinen vorderen lateralen Keiles unbedingt durch einen kleinen Eingriff
entfernen müssen, **c** nach 13 Jahren spontane Ankylose über dem kleinen vorderen Keil,
d Nachuntersuchung nach 18 Jahren (Arbeitsunfall) Ankylose des oberen Sprunggelenkes.
Auswertung der Befragung: Mäßig. Oberes und unteres Sprunggelenk steif. Schwellung der
Knöchelgegend 4 cm

4.3 Schwellung der Knöchelgegend

	274 geschlossene Brüche	42 offene Brüche	Alle 316 Brüche	Davon 88 Sportunfälle
Keine	99 = 36,1%	6 = 14,3%	105 = 33,2%	39 = 44,3%
bis 1 cm	117 = 42,7%	17 = 40,5%	134 = 42,5%	44 = 50,0%
bis 2 cm	47 = 17,1%	7 = 16,7%	54 = 17,1%	4 = 4,6%
bis 3 cm	7 = 2,6%	7 = 16,7%	14 = 4,4%	1 = 1,1%
bis 4 cm	4 = 1,5%	5 = 11,8%	9 = 2,8%	—
	274 = 100%	42 = 100%	316 = 100%	88 = 100%

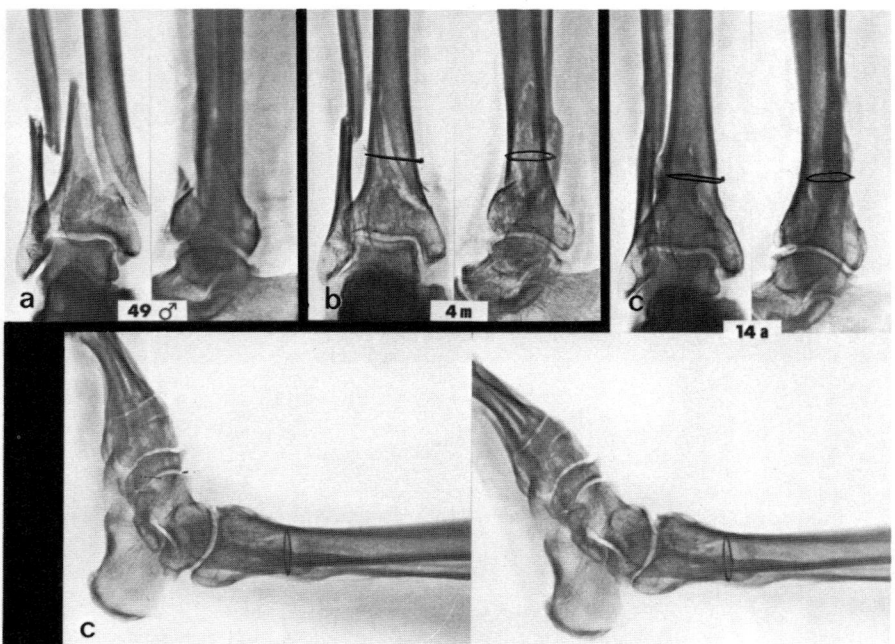

Abb. 70. a 49jähriger Werkmeister, Sturz auf der Straße. Offener (Grad I) distaler Unterschenkelbruch rechts. Bruchform: Kleiner vorderer lateraler Keil, Verschiebung supramalleolär um halbe Breite. Schweregrad II (Stufe ohne Subluxation). Behandlung: Wundausschneidung, Naht, gezielter Fersenbeindraht, Oberschenkelgips, Dauerextension 5 kg für 6 Wochen, Wundheilung pp., dann Oberschenkelgehgipsverband für weitere 8 Wochen, **b** Röntgenkontrolle nach 4 Monaten: Bruch callös geheilt, keine Stufe im Gelenk, am Schienbein keine Seitenverschiebung, am Wadenbein Seitenverschiebung um Schaftbreite und erwünschte Verkürzung von 7–10 mm. Rekurvation 5 Grad, **c** bei der Nachuntersuchung nach 14 Jahren: (Privatunfall) Auswertung der Befragung: Gut. Oberes Sprunggelenk 20 Grad behindert, unteres Sprunggelenk 1/2 behindert, keine Schwellung der Knöchelgegend, Muskelschwund an der Wade 1 cm. Leichte Arthrose

▶

Abb. 71. a 41jähriger Traktorfahrer, Leitersturz. Schwerst offener (Grad III) distaler Unterschenkelbruch. Bruchform: Kleiner vorderer lateraler Keil, Seitenverschiebung supramalleolär um volle Breite, Schweregrad I (keine Stufe im Gelenk). Behandlung: Wundausschneidung, Reposition, Naht, gezielter Fersenbeindraht, Oberschenkelgips, Extension 4 kg durch 6 Wochen, dann Oberschenkelgehgipsverband für weitere 8 Wochen. Wundheilung pp, **b** bei der Nachuntersuchung nach 13 Jahren (Arbeitsunfall) Auswertung der Befragung: Gut. Oberes Sprunggelenk 20 Grad behindert, unteres Sprunggelenk 3/4 behindert, Knöchelgegend 3 cm verdickt (quere Narbe, halzirkuläre Narbe supramalleolär), kein Muskelschwund, leichte Arthrose

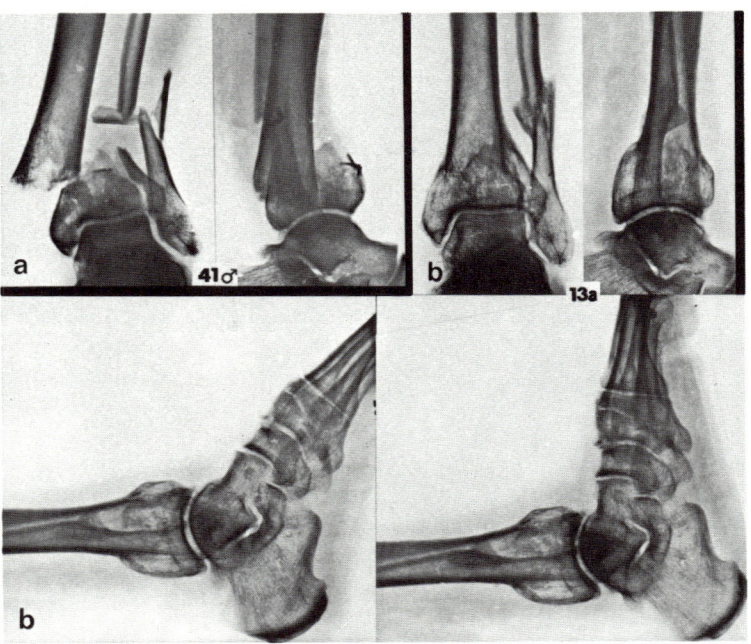

Abb. 71

Folgerungen

1. 3/4 aller Fälle und auch die geschlossenen Fälle hatten keine Schwellung oder waren nur gering (bis 1cm) verdickt. Dieser Anteil stimmt überein mit dem Prozentsatz der Verletzten, die im oberen Sprunggelenk eine freie Beweglichkeit hatten oder nur bis 20 Grad behindert waren.
2. Bei den offenen Brüchen war nur die Hälfte ohne Schwellung oder gering bis 1 cm geschwollen. Auch dies stimmt mit dem Prozentsatz der Verletzten mit offenen Brüchen überein, die ein freies oberes Sprunggelenk hatten oder nur gering bis 20 Grad behindert waren.

4.4 Muskelschwund der Wade

	274 geschlossene Brüche	42 offene Brüche	Alle 316 Brüche	Davon 88 Sportunfälle
Kein Muskelschwund	140 = 51,1%	15 = 35,7%	155 = 49,1%	47 = 53,5%
bis 1 cm	73 = 26,6%	12 = 28,6%	85 = 26,9%	31 = 35,2%
bis 2 cm	41 = 15,0%	9 = 21,3%	50 = 15,8%	8 = 9,1%
bis 3 cm	14 = 5,1%	2 = 4,8%	16 = 5,1%	1 = 1,1%
bis 4 cm	5 = 1,8%	2 = 4,8%	7 = 2,2%	—
über 4 cm	1 = 0,4%	2 = 4,8%	3 = 0,9%	1 = 1,1%
	274 = 100%	42 = 100%	316 = 100%	88 = 100%

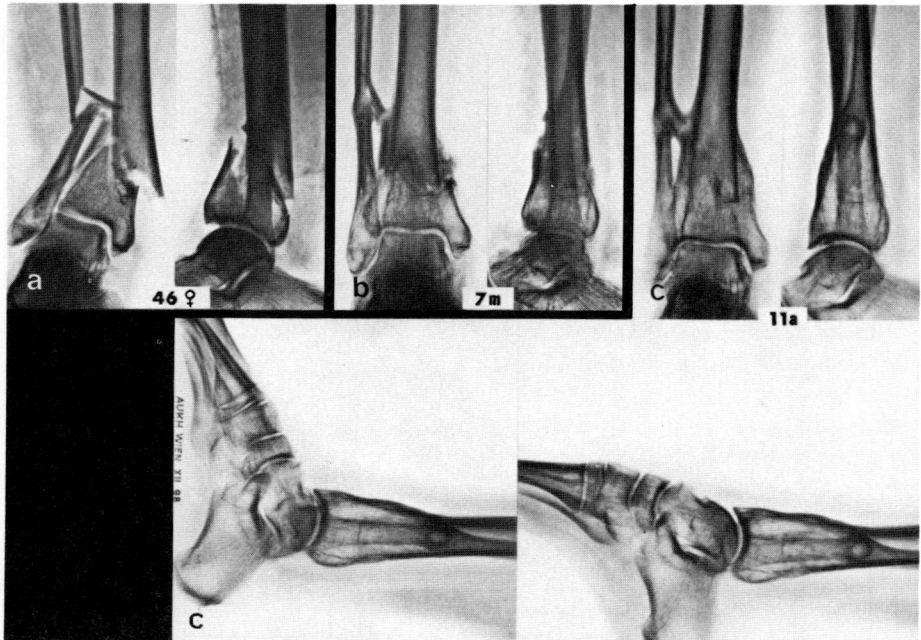

Abb. 72. a 46jährige Lehrerin, Sturz von einer Leiter. Schwer offener (Grad III) distaler Unterschenkelbruch rechts. Bruchform: Kleiner vorderer lateraler Keil mit Subluxation. Schweregrad III (Stufe mit Subluxation). Behandlung: Gezielter Fersenbeindraht, Wundausschneidung, Reposition, Naht, Oberschenkelgips, Extension 5 kg durch 6 Wochen. Wundheilung pp. Dann Oberschenkelgehgipsverband für weitere 8 Wochen, **b** Röntgenkontrolle nach 7 Monaten: Bruch callös geheilt. Im Bereich des kleinen vorderen lateralen Keiles besteht eine geringe Stufe mit einer angedeuteten Subluxation. Varus 2−3 Grad. Abmeißelung wäre angezeigt gewesen, **c** bei der Nachuntersuchung nach 11 Jahren (Privatunfall) Auswertung der Befragung: Gut. Oberes Sprunggelenk kaum 10 Grad behindert, unteres Sprunggelenk frei, keine Schwellung, 1 cm Muskelschwund der Wade. Leichte Arthrose

Folgerungen

1. 3/4 aller nachuntersuchten distalen Stauchungsbrüche und auch der geschlossenen Brüche hatten keinen Muskelschwund der Wade oder nur einen Schwund bis 1 cm.
2. Bei den offenen Brüchen waren es nur 2/3 der Fälle, die keinen Muskelschwund der Wade oder nur einen Schwund bis 1 cm hatten.
3. Fast 90% der Sportunfälle hatten keinen oder nur einen Muskelschwund von 1 cm.

4.5 *Zusammenfassende Klassifizierung aller klinischen Befunde* (auf ganze Prozent gerundet)

		274 geschlossene Fälle	42 offene Fälle	Alle 316 Fälle	Davon 88 Sport-(Ski) unfälle
(4.1)	*Beweglichkeit unteres Sprunggelenk*				
	Gut (frei u. bis 1/2 behindert)	238 = 87%	25 = 60%	263 = 83%	86 = 98%
	Mäßig (3/4 behindert)	27 = 10%	13 = 31%	40 = 13%	1 = 1%
	Schlecht (Wackelbewegung – Steif)	9 = 3%	4 = 9%	13 = 4%	1 = 1%
(4.2)	*Beweglichkeit oberes Sprunggelenk*				
	Gut (seitengleich und bis 20 Grad behindert)	219 = 80%	20 = 48%	239 = 76%	83 = 95%
	Mäßig (21–30 Grad behindert)	40 = 15%	17 = 40%	57 = 18%	3 = 3%
	Schlecht (mehr behindert u. steif)	15 = 5%	5 = 12%	20 = 6%	2 = 2%
(4.3)	*Schwellung der Knöchelgegend*				
	Gut (keine u. bis 1 cm)	216 = 79%	23 = 55%	239 = 76%	83 = 94%
	Mäßig (bis 3 cm)	54 = 19%	14 = 33%	68 = 21%	5 = 6%
	Schlecht (über 3 cm)	4 = 2%	5 = 12%	9 = 3%	–
(4.4)	*Muskelschwund der Wade*				
	Gut (kein Schwund od. bis 1 cm)	213 = 78%	27 = 64%	240 = 76%	78 = 89%
	Mäßig (2–3 cm)	55 = 20%	11 = 26%	66 = 21%	9 = 10%
	Schlecht (über 3 cm)	6 = 2%	4 = 10%	10 = 3%	1 = 1%

Beispiele für Nachuntersuchungsergebnisse von Brüchen der Bruchform Gruppe IV – vordere, hintere Schienbeinhälfte (Abb. 73–80).

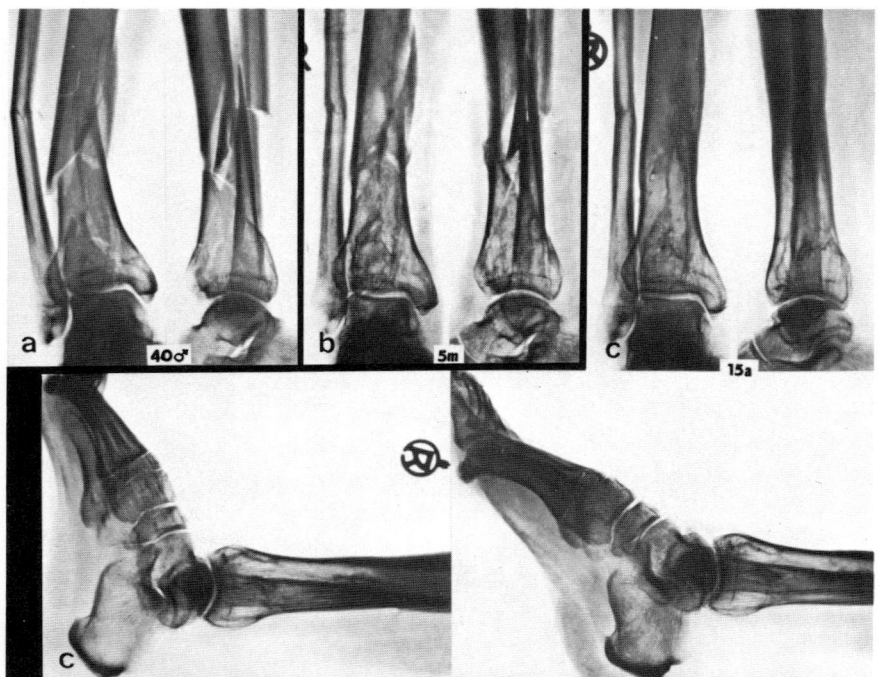

Abb. 73. a 40jähriger Maschinenschlosser. Sturz aus 3 Meter. Geschlossener distaler Unterschenkelbruch kombiniert mit einem Schaftbruch. Bruchform: Vordere hintere Hälfte, Schweregrad I (keine Gelenksstufe). Behandlung: Fersenbeindrahtextension 3 kg durch 4 Wochen, dann Oberschenkelgehgipsverband für weitere 8 Wochen, Gehbügel ab der 6. Woche, **b** Röntgenkontrolle nach 5 Monaten: Die Fraktur callös geheilt. Varus 3 Grad. Keine Gelenksstufe, leichte Atrophie, **c** bei der Nachuntersuchung nach 15 Jahren (Arbeitsunfall) Auswertung der Befragung: Mäßig. Oberes Sprunggelenk bis 25 Grad behindert, unteres Sprunggelenk 1/2 eingeschränkt. Knöchelgegend 2 cm verdickt, Mukelschwund 1 cm. Keine Varicen. Knöcherner Durchbau der Fraktur. Keine Arthrose

Folgerung

Über 3/4 aller Fälle sind bei unserer klinischen Nachuntersuchung in der Gruppe „gut" einzureihen. Ungefähr 1/5 in die Gruppe „mäßig". Kaum 5% in die Gruppe „schlecht".

5 Röntgenologische Nachuntersuchung

5.1 Pseudarthrosen

Pseudarthrosen des Schienbeins haben wir auch bei der Nachuntersuchung nicht gesehen (siehe auch speziellen Teil, Abschnitt 20).

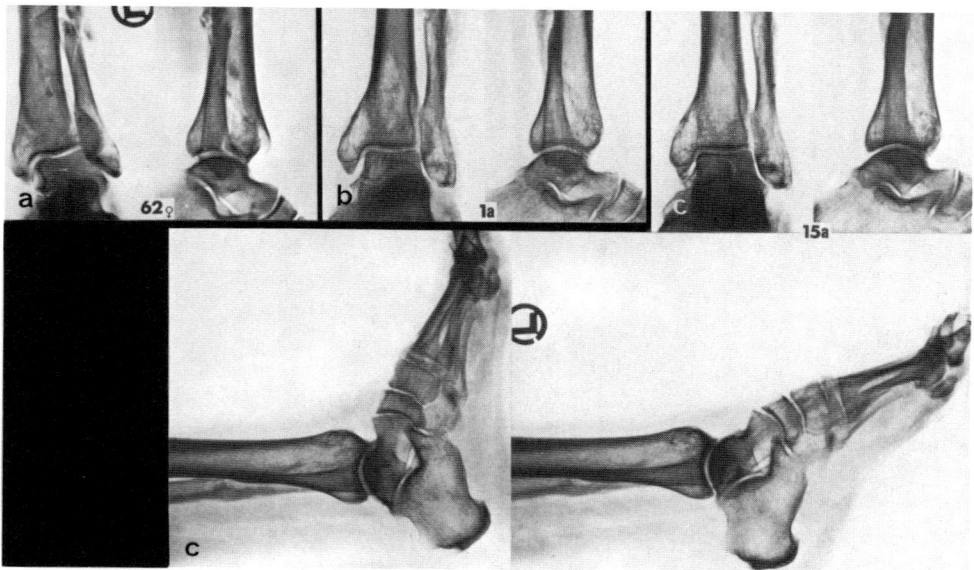

Abb. 74. a 62jährige Pensionistin, Leitersturz. Geschlossener distaler Unterschenkelbruch links. Bruchform: Vordere hintere Schienbeinhälfte. Schweregrad II (Stufe ohne Subluxation). Behandlung: Gezielter Fersenbeindraht, Dauerextension 3 kg durch 4 Wochen, dann Oberschenkelgehgipsverband für weitere 8 Wochen, Gehbügel ab der 6. Woche, **b** Röntgenkontrolle nach 1 Jahr: Bruch mit Antekurvation von 3—5 Grad und ohne Stufe knöchern geheilt. Keine Arthrose, **c** bei der Nachuntersuchung nach 15 Jahren (Privatunfall) Auswertung der Befragung: Gut. Oberes Sprunggelenk frei, unteres Sprunggelenk 1/4 behindert. Knöchelgegend 2 cm verdickt, Wade 2 cm Muskelschwund. Leichte Arthrose

5.2 Arthrosen

Wir haben zur Beurteilung der Arthrose des oberen Sprunggelenkes immer Vergleichsbilder der nicht verletzten Seite gemacht. War eine Arthose auf der unverletzten Seite vorhanden, so wurde dies bei der Beurteilung der Arthrose auf der verletzten Seite berücksichtigt.

Die Arthosen wurden in: leicht, mittel und schwer eingeteilt. Wir sind bei der Beurteilung so wie in der Arbeit mit Ender und Krotschek vorgegangen. (Abb. VII)

Leichte Arthrose

Mittelschwere Arthrose

Schwere Arthrose

Zur Beurteilung der Arthrosen standen uns außer dem Röntgenbild der 316 persönlich nachuntersuchten Fälle noch 43 Röntgenbilder aus früheren Nachuntersuchungen ohne klinische Befunde zur Verfügung, insgesamt somit 359 Röntgenserien. 15 mußten wir wegen Arthrodesen oder Ankylosen ausscheiden, so daß 344 verwertbare Fälle übrig bleiben.

Da über das Problem der Arthrose nach distalen Unterschenkelbrüchen, vor allem aber über Langzeitnachuntersuchung wenig bekannt ist, wollen wir im Folgenden eine Reihe von möglichen Einflüssen auf die Arthroseentstehung auswerten. Es soll so ein geschlossenes und umfassendes Bild entstehen.

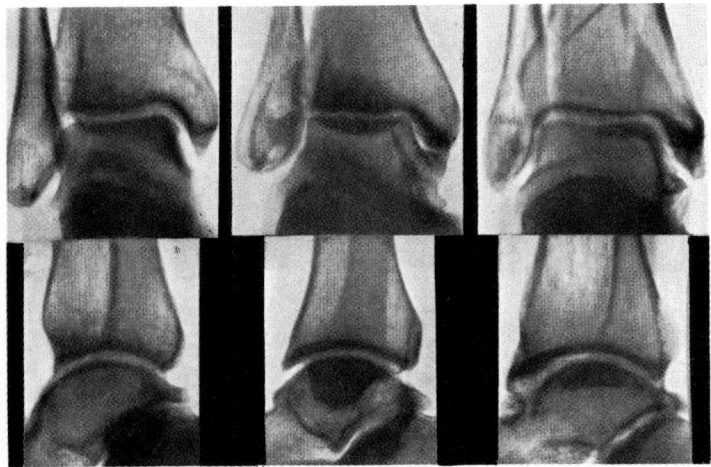

Abb. VII. Schweregrad der Arthrose im oberen Sprunggelenk. Aus der Arbeit von Ender, Krotscheck, Jahna über Behandlung und Behandlungsergebnisse von 1130 frischen geschlossenen Unterschenkelschaftbrüchen, Hefte z. Unfallheil. Nr. *54*, 83 (1957)

Folgende Parameter sollen untersucht werden

5.2.1 Einfluß des Zeitpunktes der Nachuntersuchung auf die Arthrose.

5.2.2 Geschlossene Brüche — offene Brüche — alle Brüche — Sportunfälle und Arthrose.

5.2.3 Unfallhergang und Arthrose.

5.2.4 Nicht versicherte Unfälle — Arbeitsunfälle und Arthrose.

5.2.5 Schweregradeinteilung nach Rüedi und Matter und Arthrose.

5.2.6 Schweregradeinteilung nach Jahna, Wittich und Hartenstein und Arthrose.

5.2.7 Zustand des Gelenkes bei Behandlungsabschluß.

   (Repositionsergebnis) und Arthrose.

5.2.1 Einfluß des Nachuntersuchungszeitpunktes auf die Arthrose

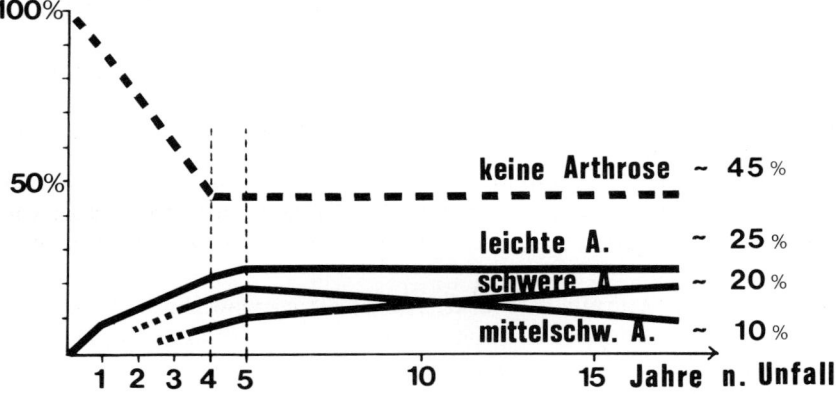

Abb. VIII. Arthrose und Nachuntersuchungszeitpunkt (schematisch)

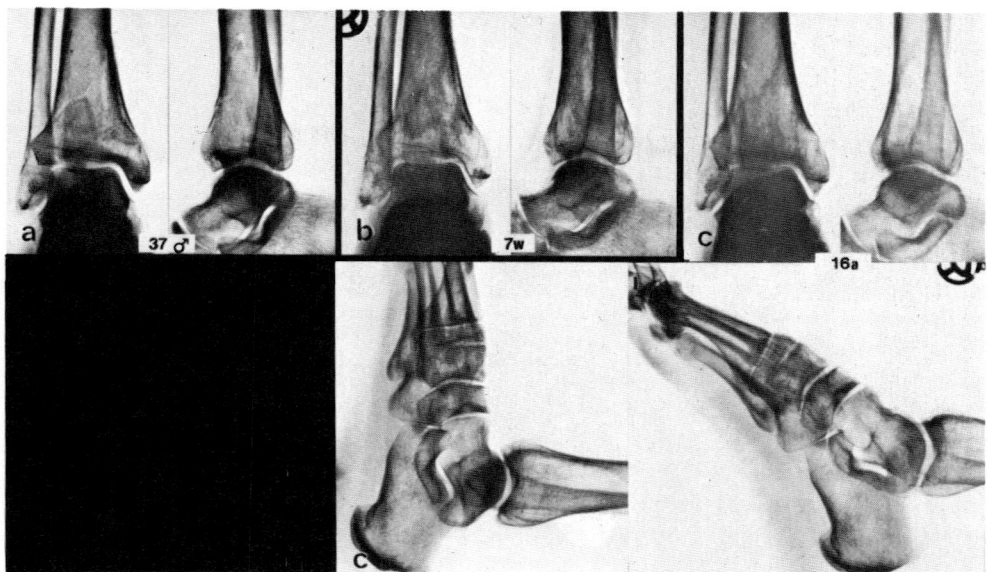

Abb. 75. a 37jähriger Fleischhauer, beim Gehen gestürzt. Geschlossener distaler Scheinbein-
bruch rechts. Bruchform: Vordere hintere Hälfte (kleine zentrale Impression). Schweregrad II (Stufe ohne Subluxation). Behandlung: Gezielter Fersenbeindraht, Extension 3 kg
durch 6 Wochen, dann noch Oberschenkelgips für weitere 6 Wochen, ab der 6. Woche Gehbügel, b Röntgenkontrolle bei der Gipsanlegung: Angedeutete Kippung ohne Stufe im Gelenk, c bei der Nachuntersuchung nach 16 Jahren (Privatunfall) Auswertung der Befragung:
Sehr gut. Oberes Sprunggelenk seitengleich beweglich, unteres Sprunggelenk 1/4 behindert,
Knöchelschwellung 1 cm. Muskelschwund: Wade 1 cm. Die zentrale Impression nicht mehr
zu erkennen. Keine Arthrose

Folgerungen

1. Die Abb. VIII zeigt, daß in den ersten Jahren nach dem Unfall die meisten Arthrosen
   sich ausbilden, daß aber nach 4–5 Jahren ein gewisses Maximum erreicht ist. Von diesem Zeitpunkt an bekommen Verletzte, die bis dahin arthrosefrei geblieben sind, keine
   Arthrose mehr, jedoch
2. die Zahl aller schweren Arthrosen nimmt auf Kosten der mittelschweren Arthrosen etwas zu.
3. Kürzere Nachuntersuchungszeiten als 5 Jahre sind daher, um Aussagen über Arthrosehäufigkeit zu machen, problematisch.

108

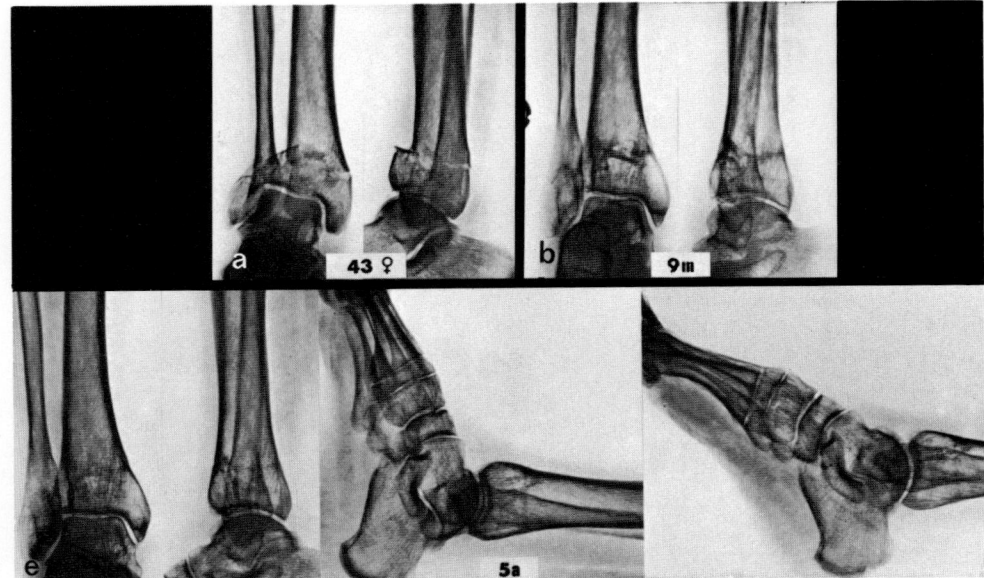

Abb. 76. a 43jährige Arbeiterin, Autozusammenstoß (Beifahrerin). Distaler Unterschenkelbruch rechts. Bruchform: Vordere und hintere Schienbeinhälfte, Schweregrad I (Fraktur
ins Gelenk ohne Stufe), Behandlung: Gezielter Fersenbeindraht, Reposition, Extension
4–3 kg für 4 Wochen, dann Oberschenkelgipsverband für weitere 8 Wochen, Gehbügel ab
der 6. Woche, b Röntgenkontrolle nach 9 Monaten: Bruch achsengerecht ohne Stufe geheilt, c bei der Nachuntersuchung nach 5 Jahren (Arbeitsunfall) Auswertung der Befragung: Gut. Oberes Sprunggelenk 10 Grad behindert, unteres Sprunggelenk 1/4 behindert.
Knöchelgegend 1 cm verdickt, Wadenmuskelschwund: 1 cm. Keine Arthrose

5.2.2 Arthrosen von 344 verwertbaren Fällen
Geschlossene Brüche – Offene Brüche – Alle Brüche – Sportunfälle

	298 geschlossene Brüche	46 offene Brüche	Alle 344 Brüche	Davon 92 Sportunfälle
Keine Arthrose	154 = 51,7%	7 = 15,2%	161 = 46,8%	64 = 69,5%
Leichte Arthrose	71 = 23,8%	10 = 21,7%	81 = 23,6%	17 = 18,5%
Mittelschwere Arthrose	43 = 14,4%	8 = 17,4%	51 = 14,8%	8 = 8,7%
Schwere Arthrose	30 = 10,1%	21 = 45,7%	51 = 14,8%	3 = 3,3%
	298 = 100%	46 = 100%	344 = 100%	92 = 100%

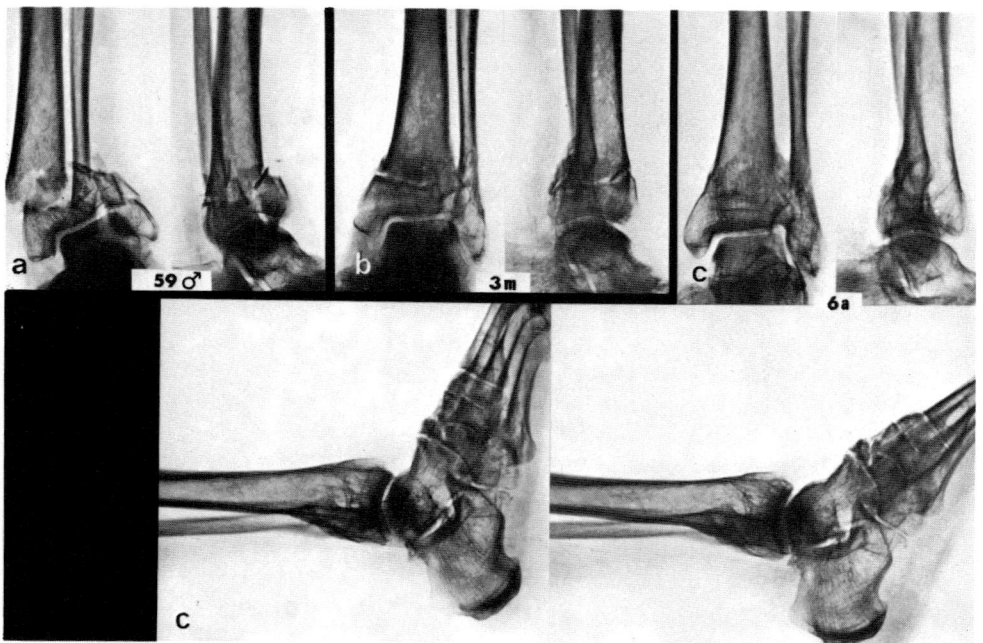

Abb. 77. a 59jähriger Hilfsarbeiter, Leitersturz. Distaler Unterschenkelbruch links. Bruchform: vordere und hintere Schienbeinhälfte, Schweregrad III (Stufe mit Subluxation). Behandlung: Gezielter Fersenbeindraht, Reposition, Extension 4 kg für 6 Wochen. Nach 1 Woche schweres Delirium tremens, deshalb in Narkose Oberschenkelgips unter Belastung der Extension, Gewicht auf 5 kg erhöht, dann Oberschenkelgehgipsverband für weitere 6 Wochen, **b** Röntgenkontrolle nach 3 Monaten bei Gipsabnahme: Heilung achsengerecht ohne Stufe, ohne Seitenverschiebung, leichte bis mäßige Knochenatrophie, **c** bei der Nachuntersuchung nach 6 Jahren (Arbeitsunfall) Auswertung der Befragung: Gut. Oberes Sprunggelenk 20 Grad behindert, unteres Sprunggelenk 3/4 behindert. Starke Varicen. Knöchelgegend 1 cm verdickt, Muskelschwund an der Wade 2 cm, keine Arthrose

Folgerungen

1. Faßt man alle Brüche mit Arthrosen zusammen und stellt sie den Fällen ohne Arthrose gegenüber so ergibt sich, daß knapp die Hälfte ohne Arthrose geblieben sind, die anderen Arthrose bekommen.
2. Deutlich ist der Unterschied von offenen zu geschlossenen Brüchen. Während die geschlossenen Brüche ca. zur Hälfte ohne Arthrose bleiben, sind es bei den offenen nur 15,2%.
3. Die Sportunfälle schneiden wieder mit 70% arthrosefreien Fällen deutlich am besten ab.

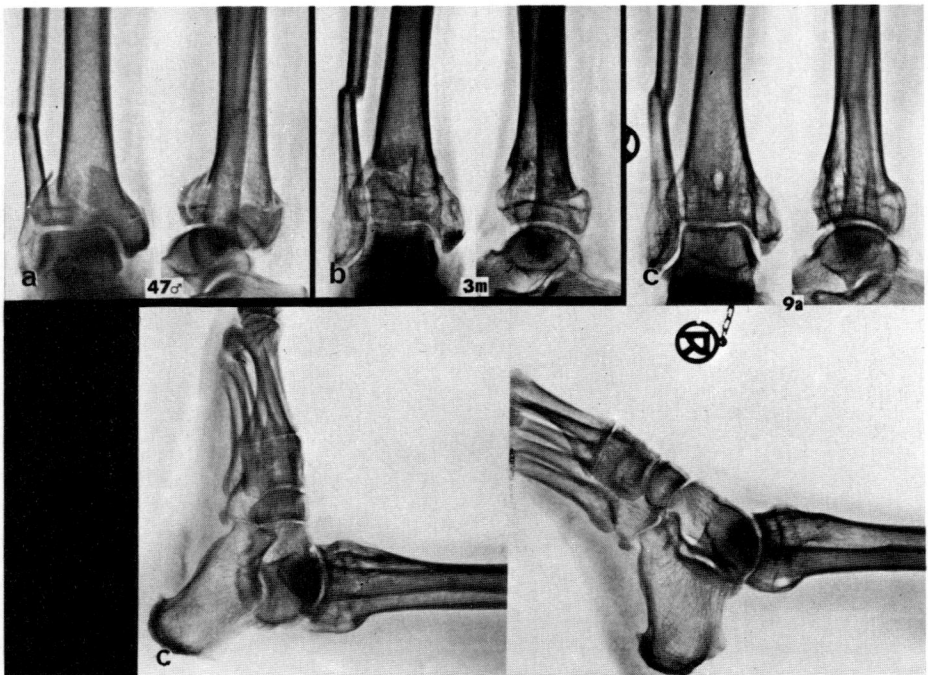

Abb. 78. a 47jähriger Kaufmann, Skisturz. Distaler Unterschenkelbruch rechts. Bruchform: Vordere und hintere Schienbeinhälfte. Schweregrad II (Stufe ohne Subluxation). Behandlung: Gezielter Fersenbeindraht, Reposition, Extension 4, dann 3 kg durch 5 Wochen, dann Oberschenkelgehgipsverband für weitere 7 Wochen, **b** Röntgenkontrolle nach 3 Monaten: Heilung achsengerecht, ohne Stufe, leichte Knochenatrophie, **c** bei der Nachuntersuchung nach 9 Jahren (Privatunfall) Auswertung der Befragung: Gut. Oberes Sprunggelenk 15 Grad behindert, unteres Sprunggelenk frei. Knöchelgegend 1 cm verdickt, kein Muskelschwund. Geringe Arthrose

►

Abb. 79. a 39jähriger Rauchfangkehrer, Leitersturz. Offener (Grad I) distaler Unterschenkelbruch rechts. Bruchform: Vordere und hintere Schienbeinhälfte. Schweregrad II (Stufe ohne Subluxation). Behandlung: Gezielter Fersenbeindraht, Wundausschneidung, Reposition, Naht, Oberschenkelgips für 14 Wochen, Dauerextension 6 Wochen mit 5 kg. Gehbügel nach 6 Wochen. Wundheilung pp, **b** Röntgenkontrolle nach der Primärversorgung im Gips: Keine Stufe im Gelenk, achsengerecht, keine Seitenverschiebung am Schienbein. Hier Verkürzung von 5–7 mm, die man am Wadenbein, das um volle Breite verschoben ist, ablesen kann, **c** Röntgenkontrolle nach 6 Monaten: Bruch achsengerecht ohne Stufe und ohne Achsenknickung geheilt. Mäßige Knochenatrophie, **d** bei der Nachuntersuchung nach 8 Jahren (Privatunfall) Auswertung der Befragung: Gut. Oberes und unteres Sprunggelenk frei, Knöchelgegend 1 cm verdickt, Wadenumfang seitengleich, keine Arthrose

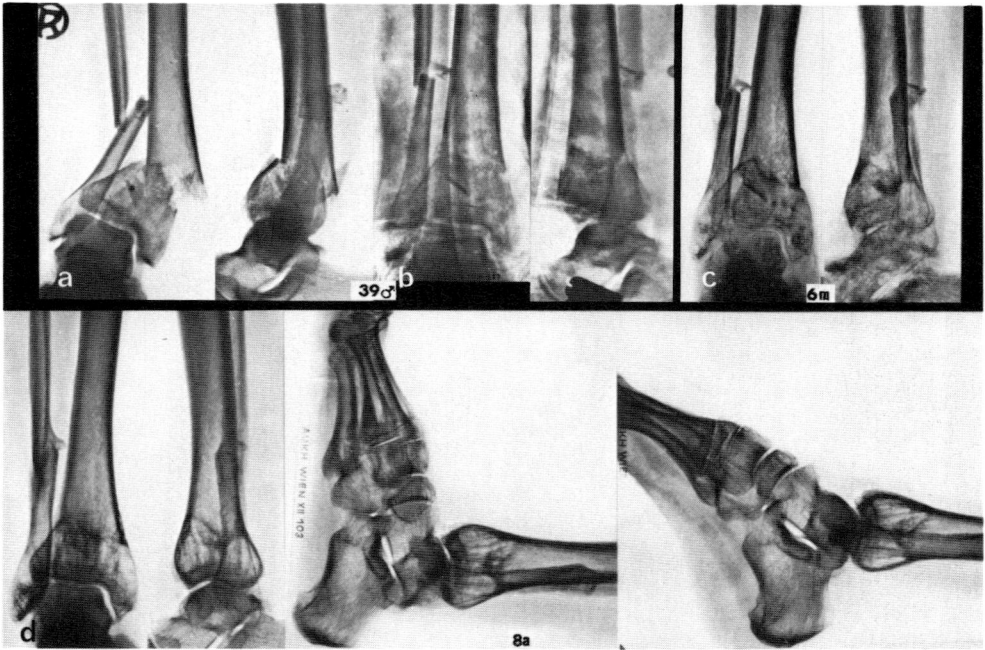

Abb. 79

5.2.3 Unfallhergang – Schwere der Arthrose

	161 Fälle Keine Arthrose	81 Fälle Leichte Arthrose	51 Fälle Mittelstarke Arthrose	51 Fälle Schwere Arthrose
66 Sturz in der Ebene	36 = 54,5%	30 = 45,3% 18 = 27,3%	7 = 10,5%	5 = 7,5%
148 Sturz aus der Höhe	47 = 31,8%	101 = 68,2% 36 = 24,3%	30 = 20,3%	35 = 23,6%
22 Verkehrsunfall	7 = 31,8%	15 = 68,2% 8 = 36,4%	3 = 13,6%	4 = 18,2%
92 Sportunfall	64 = 69,6%	28 = 30,4% 17 = 18,5%	8 = 8,7%	3 = 3,2%
16 Von Gegenstand getroffen	7 = 43,7%	9 = 56,3% 2 = 12,5%	3 = 18,8%	4 = 25,0%

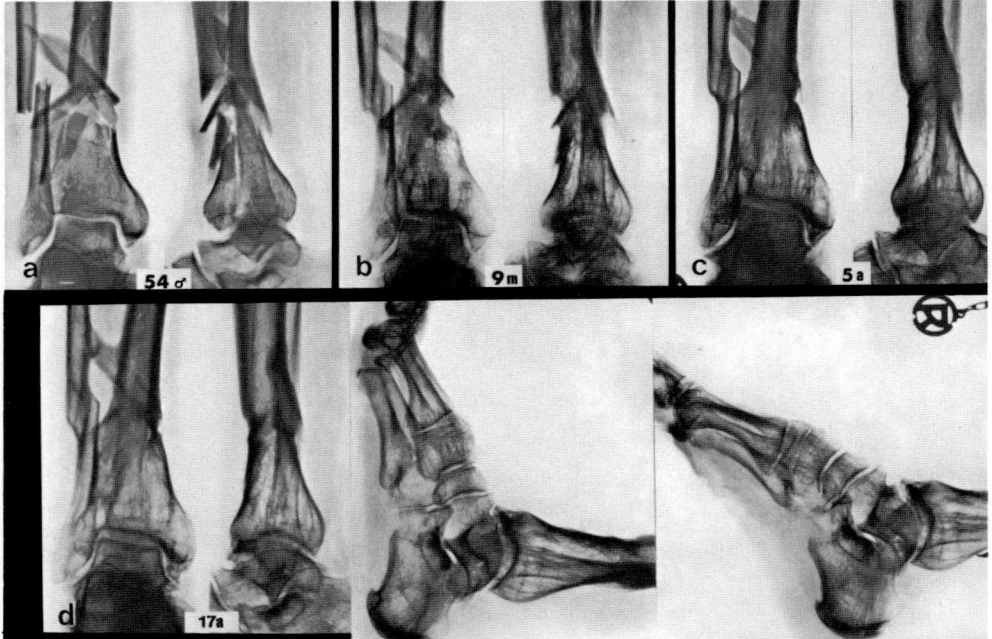

Abb. 80. a 54jähriger Werkmeister, Sturz aus 3 m Höhe. Offener distaler Unterschenkelbruch rechts (Anspießung). Bruchform: Vordere, hintere Hälfte mit zentraler Impression. Schweregrad III (Stufe mit Subluxation). Behandlung: Wundausschneidung, Naht, gezielter Fersenbeindraht, Reposition, Oberschenkelgips, Dauerextension 5 kg durch 6 Wochen, dann Oberschenkelgehgipsverband für weitere 6 Wochen. Wundheilung pp, **b** Röntgenkontrolle nach 9 Monaten: Heilung achsengerecht ohne wesentliche Stufe, mäßige Atrophie, **c** Röntgenkontrolle nach 5 Jahren: Keine Atrophie, leichte bis mittelschwere Arthrose, **d** bei der Nachuntersuchung nach 17 Jahren (Arbeitsunfall) Auswertung der Befragung: Mäßig. Oberes Sprunggelenk bis 20 Grad behindert, unteres Sprunggelenk 3/4 behindert. Knöchelgegend 3 cm verdickt. Wadenatrophie 1 cm. Schwere Arthrose

Beispiele für Nachuntersuchungsergebnisse von Brüchen der Bruchform Gruppe V — Supinations- oder Varusbruch (Abb. 81–89).

Abb. 81. a 40jähriger Angestellter, Skisturz. Distaler Unterschenkelbruch rechts. Bruchform: Supinationsbruch, Schweregrad II (Stufe ohne Subluxation). Behandlung: Gezielter Fersenbeindraht, Reposition, Extension 4 kg, dann 2 kg durch 5 Wochen, dann Oberschenkelgehgipsverband für weitere 7 Wochen, **b** Röntgenkontrolle nach 8 Monaten: Callöse Heilung achsengerecht ohne Stufe, **c** bei der Nachuntersuchung nach 10 Jahren (Privatunfall) Auswertung der Befragung: Sehr gut. Oberes und unteres Sprunggelenk seitengleich, keine Schwellung, kein Muskelschwund, keine Arthrose

Abb. 82. a 39jährige Hausfrau, Skisturz. Distaler Schienbeinbruch rechts. Bruchform: Supinations- oder Varusbruch. Schweregrad II (Stufe ohne Subluxation). Behandlung: Gezielter Fersenbeindraht, Reposition, Extension 3 kg für 4 Wochen, dann Oberschenkelgips für weitere 7 Wochen, Gehbügel erst ab der 6. Woche, **b** Röntgenkontrolle nach 7 Monaten: Bruch geheilt, keine Stufe, keine Achsenknickung, **c** bei der Nachuntersuchung nach 8 Jahren (Privatunfall) Auswertung der Befragung: Gut. Oberes Sprunggelenk 20 Grad behindert, unteres Sprunggelenk frei. Keine Schwellung der Knöchelgegend, Muskelschwund an der Wade 1 cm. Leichte Arthrose

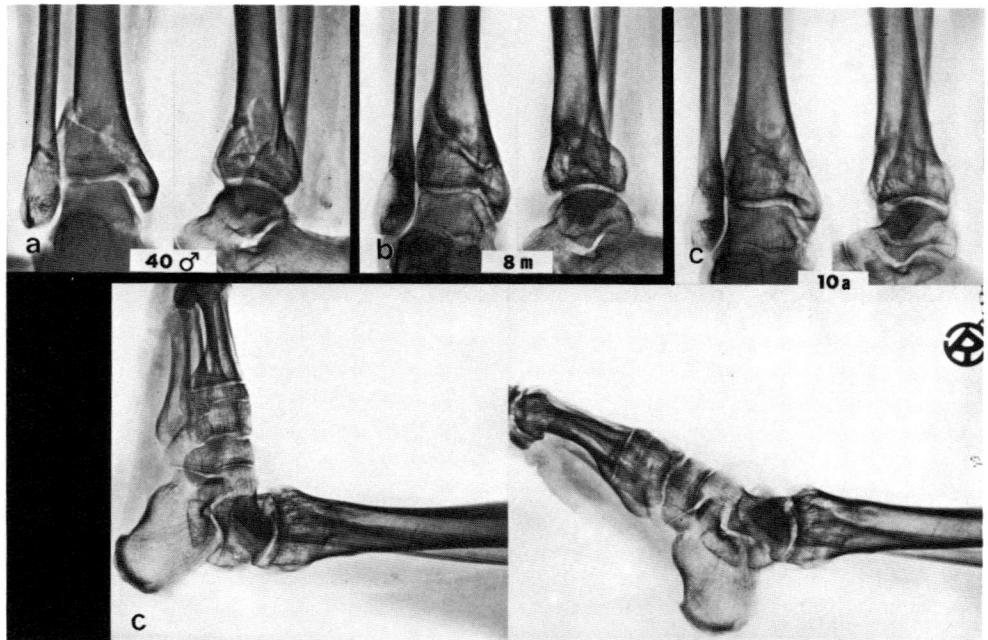

Abb. 81

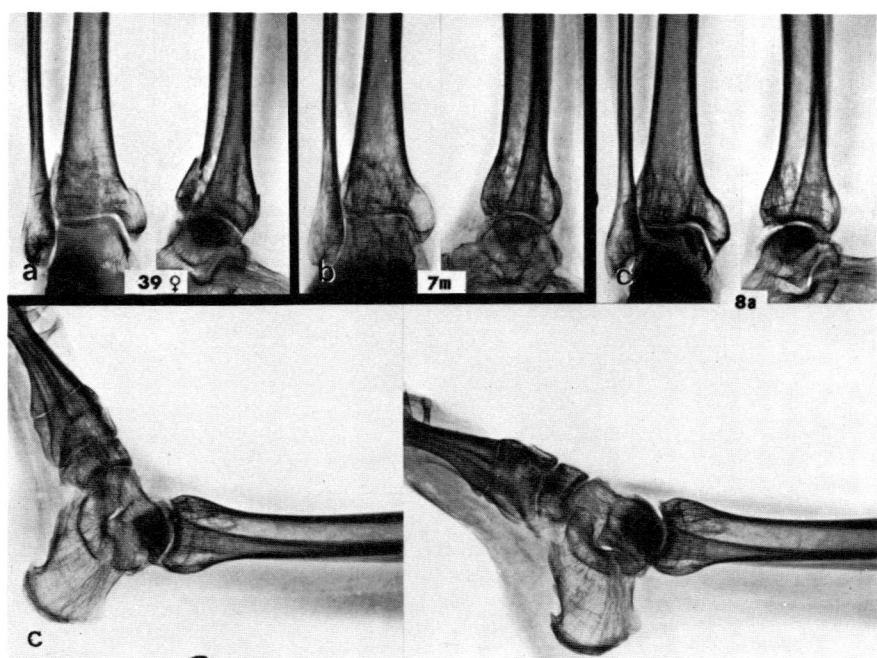

Abb. 82

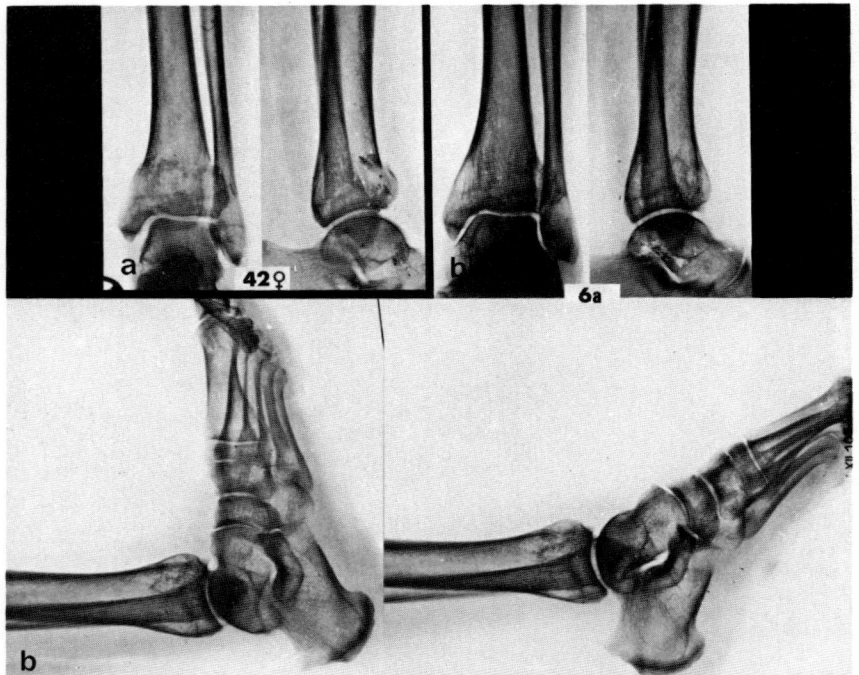

Abb. 83. a 42jährige Angestellte, Skisturz. Distaler Schienbeinbruch. Bruchform: Supinations- oder Varusbruch, Schweregrad I (Fraktur ins Gelenk ohne Stufe). Behandlung: Gezielter Fersenbeindraht, Reposition, Extension 4 kg für 4 Wochen, dann Oberschenkelgehgipsverband für weitere 7 Wochen, **b** bei der Nachuntersuchung nach 6 Jahren (Privatunfall) Auswertung der Befragung: Sehr gut. Oberes und unteres Sprunggelenk frei, keine Schwellung, kein Muskelschwund, keine Stufe, achsengerecht. Keine Arthrose

▶

Abb. 84. a 53jähriger Hilfsarbeiter, Autozusammenstoß. Distaler Unterschenkelbruch links. Bruchform: Supinationsbruch, Schweregrad III (Stufe mit Subluxation). Behandlung: Gezielter Fersenbeindraht, Reposition, Extension 4 kg für 6 Wochen, dann Oberschenkelgehgipsverband für weitere 6 Wochen, **b** Röntgenkontrolle nach 3 Monaten: Heilung in achsengerechter Stellung ohne Stufe, leichte Knochenatrophie, **c** bei der Nachuntersuchung nach 12 Jahren (Privatunfall) Auswertung der Befragung: Sehr gut. Oberes Sprunggelenk 10 Grad behindert, unteres Sprunggelenk 1/4 behindert. Knöchelgegend 1 cm verdickt, kein Muskelschwund. Leichte Arthrose

Folgerung

Faßt man wieder alle Arthrosen zusammen und stellt sie den Fällen ohne Arthrose gegenüber, so ergibt sich:

Am günstigsten liegen mit 70% Arthrosefreiheit die Sportunfälle, am schlechtesten mit nur 1/3 arthrosefreien Fällen die Gruppe Sturz aus der Höhe und die Verkehrsunfälle. Interessiert man sich vor allem für die schweren Arthrosen, so sieht man:

Am günstigsten liegen Sportunfälle und Sturz in der Ebene mit 3 und 7%, am schwersten betroffen sind wieder die Stürze aus der Höhe und die Fälle, die von einem schweren Gegenstand getroffen wurden mit rund 1/4 schwerer Arthrosen.

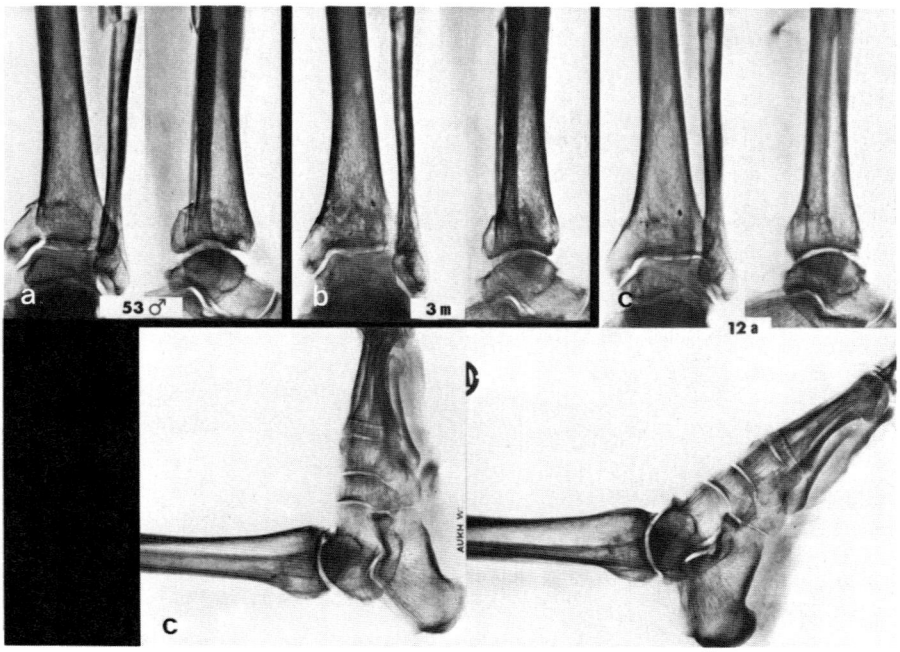

Abb. 84

5.2.4 Schwere der Arthrosen − nicht versicherte Unfälle − versicherte Arbeitsunfälle
5.2.5 Schweregradeinteilung nach Rüedi etc.

	161 Fälle Keine Arthrose	81 Fälle Leichte Arthrose	51 Fälle Mittelschwere Arthrose	51 Fälle Schwere Arthrose
5.2.4 Nicht versicherte Unfälle 190	109 = 57,4%	45 = 23,7%	21 = 11,1%	15 = 7,9%
Versicherte Arbeits- unfälle 154	52 = 33,8%	36 = 23,4%	30 = 19,5%	36 = 23,4%
5.2.5 Schweregrad I nach Rüedi etc. 54	44 = 81,5%	8 = 14,7%	1 = 1,9%	1 = 1,9%
Schweregrad II nach Rüedi etc. 133	88 = 66,2%	31 = 23,3%	10 = 7,5%	4 = 3,0%
Schweregrad III nach Rüedi etc. 157	29 = 18,5%	42 = 26,7%	40 = 25,5%	46 = 29,3%

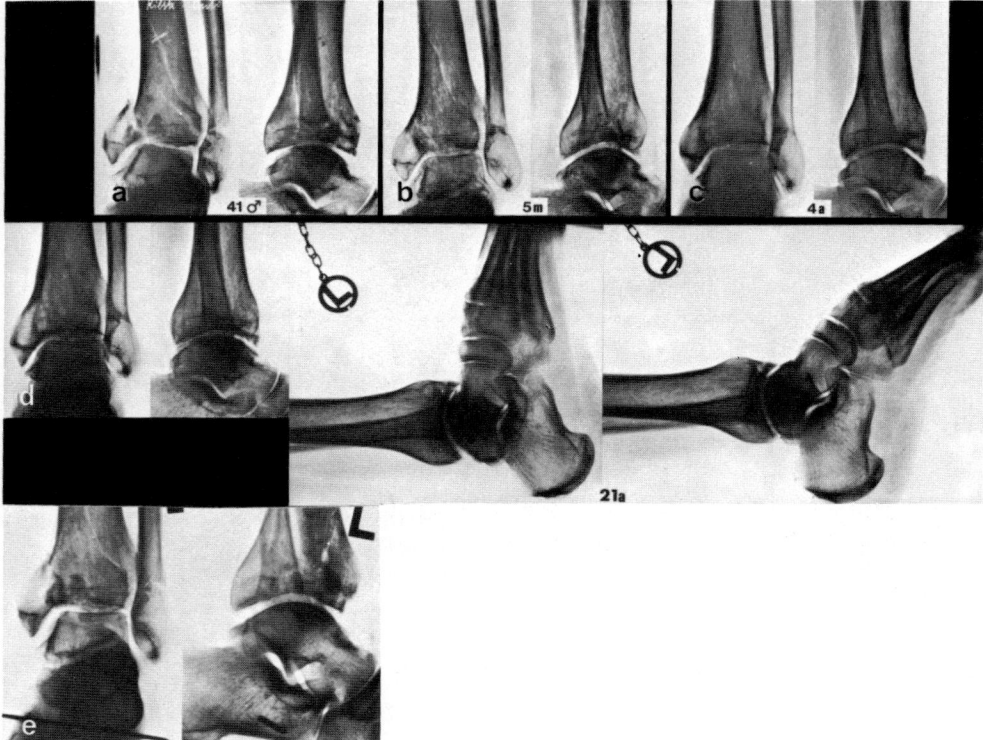

Abb. 85. a 41jähriger Kriegsinvalide (Unterschenkelamputation re.), Sturz auf Glatteis. Geschlossener distaler Unterschenkelbruch links. Bruchform: Supinations- oder Varusbruch, Schweregrad III (Stufe mit Subluxation des Sprungbeines). Behandlung: Gezielter Fersenbeindraht, Reposition, Dauerextension 4 kg durch 6 Wochen, dann Oberschenkelgehgipsverband für weitere 8 Wochen, **b** Röntgenkontrolle bei Behandlungsabschluß: Achsengerechte Heilung ohne Stufe und ohne Subluxation. Keine Arthrose, **c** Kontrolle nach 4 Jahren: Bruch ideal geheilt, leichte Arthrose, **d** bei der Nachuntersuchung nach 21 Jahren (Privatunfall) Auswertung der Befragung: Sehr gut. Oberes und unteres Sprunggelenk frei, Knöchelgegend 1 cm verdickt, Muskelschwund 3 cm, leichte Varicen. Leichte Arthrose, **e** zeigt die richtige Lage des Fersenbeindrahtes, der etwas gegen Varus geschossen wurde und im Seitenbild in der Verlängerung der US-Achse liegt

Folgerungen:

Zu 5.2.4:

1. Keine Arthrose hatten über die Hälfte der nicht versicherten Arbeitsunfälle und rund 1/3 der versicherten Arbeitsunfälle.
2. Leichte Arthrosen lagen in beiden Gruppen ungefähr gleich hoch.
3. Schwere Arthrosen haben Arbeitsunfälle fast 3mal so häufig.
4. Es ergeben sich deutliche Parallelen zum Unfallhergang.

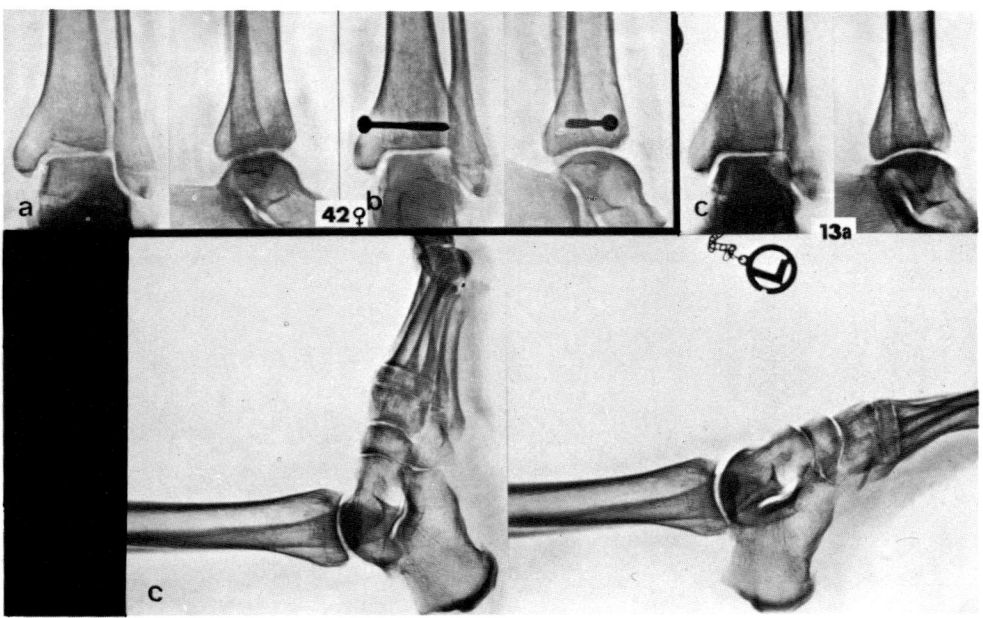

Abb. 86. a 43jährige Zeichnerin, Skisturz. Distaler Schienbeinbruch links. Bruchform: Supinations- oder Varusbruch. Schweregrad II (Stufe ohne Subluxation), **b** Behandlung: Primär offene Reposition, 1 Schraube, Oberschenkelgipsverband für 12 Wochen, Gehbügel nach 6 Wochen, **c** bei der Nachuntersuchung nach 13 Jahren (Privatunfall) Auswertung der Befragung: Gut. Oberes und unteres Sprunggelenk frei. Knöchelgegend 1 cm verdickt, Wade 1 cm schwächer. Ideale Gelenksstellung, keine Arthrose

Zu 5.2.5:

1. In der Einteilung nach Rüedi hatten vom Schweregrad I 4/5 der Fälle keine Arthrose, vom Schweregrad II 2/3 aller Fälle und vom Schweregrad III nur mehr knapp 1/5 keine Arthrose.
2. Schwere Arthrosen hingegen vom Schweregrad I, knapp 2%, vom Schweregrad II 3 %, vom Schweregrad III hingegen 30% Arthrosen.

5.2.6 Arthrose und neue Schweregradeinteilung nach Jahna, Wittich und Hartenstein

	161 Fälle Keine Arthrose	81 Fälle leichte Arthrose	51 Fälle mittelschwere Arthrose	51 schwere Arthrose
Schweregrad I (91)	72 = 79,1%	16 = 17,6%	1 = 1,1%	2 = 2,2%
Schweregrad II (88)	46 = 52,3%	23 = 26,1%	14 = 15,9%	5 = 5,7%
Schweregrad III (165)	43 = 26,0%	42 = 25,5%	36 = 21,8%	44 = 26,7%

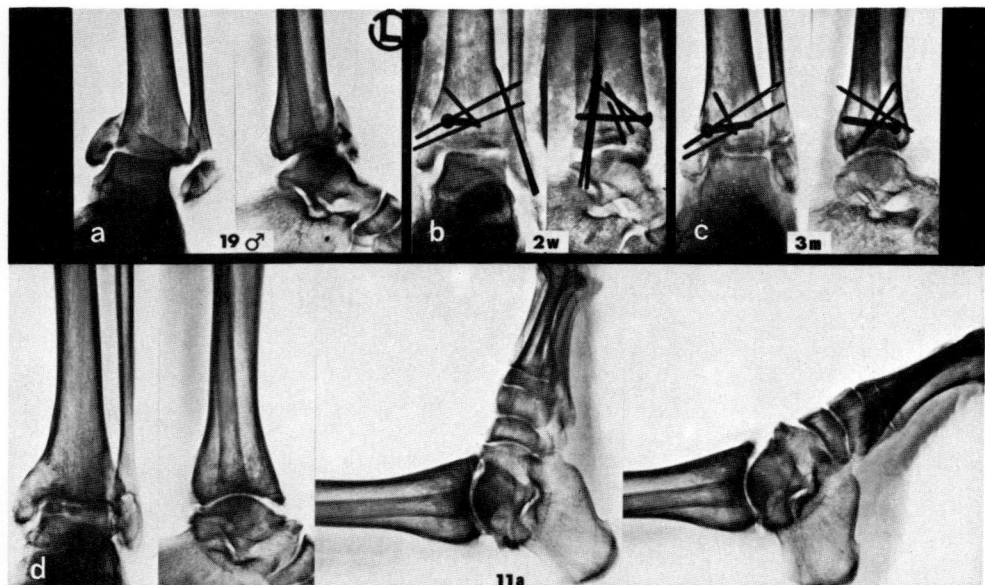

Abb. 87. a, b. 19jähriger Maurer, vom Gerüst gestürzt. Distaler Unterschenkelbruch links. Bruchform: Supinations- oder Varusbruch. Schweregrad III (Stufe mit Subluxation und Trümmerzone medial distal). Behandlung: Offene Reposition, 3 Bohrdrähte am Außenknöchel, Oberschenkelgips für 12 Wochen, ab der 6. Woche als Gehgips. Wundheilung pp, **c** Röntgenkontrolle nach 3 Monaten: Bruch geheilt, Andeutung von Varus, keine Gelenksstufe, Bohrdrähte am Außenknöchel schon entfernt. Mäßige Knochenatrophie, **d** bei der Nachuntersuchung nach 11 Jahren (Arbeitsunfall) Auswertung der Befragung: Gut. Oberes Sprunggelenk 15 Grad behindert, unteres Sprunggelenk 1/4 behindert, Knöchelgegend 1 cm verdickt, Wadenmuskelschwund 1 cm. Mittelstarke Arthrose

▶

Abb. 88. a 67jährige Rentnerin, Sturz vom Sessel. Distaler Unterschenkelbruch links. Bruchform: Supinationsbruch oder Varusbruch. Schweregrad III (Stufe mit Subluxation). Behandlung: offene Reposition, 3 Bohrdrähte am Innenknöchel. Oberschenkelgipsverband für 12 Wochen, Gehbügel nach 6 Wochen, **b** Röntgenkontrolle bei Gipsabnahme. Callöse Heilung, ohne Stufe und ohne Achsenknickung, am Außenknöchel 2 kalkdichte „Streifen", die ein Zeichen von Heilung sind und nicht mit einer Pseudarthrose verwechselt werden dürfen, **c** bei der Nachuntersuchung nach 3 Jahren (Privatunfall) Auswertung der Befragung: Sehr gut. Oberes und unteres Sprunggelenk nur endlagenbehindert, kein Muskelschwund, keine Schwellung. Keine Arthrose. Die beiden „kalkdichten Streifen" am Außenknöchel sind jetzt näher aneinandergerückt, man sieht einwandfrei die knöcherne Heilung

Folgerungen

1. Es ergeben sich bei unserer Schweregradeinteilung annähernd ähnliche Ergebnisse wie bei der Schweregradeinteilung nach Rüedi.
2. Es sei aber nochmals darauf hingewiesen, daß unsere Schweregradeinteilung sehr einfach und rasch zu erstellen ist.

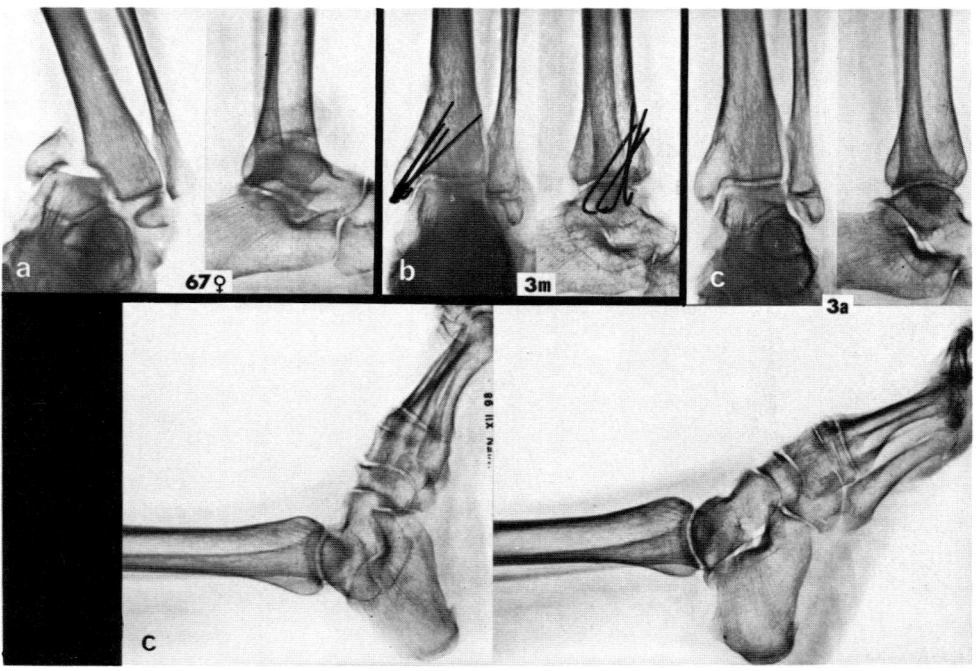

Abb. 88

5.2.7 Zustand des Gelenkes bei Behandlungsabschluß (Repositionsergebnis) und Arthrose

	161 Fälle keine Arthrose	81 Fälle leichte Arthrose	51 Fälle mittelschwere Arthrose	51 schwere Arthrose
94 Keine Stufe (auch primär nicht)	73 = 77,7%	17 = 18,1%	2 = 2,1%	2 = 2,1%
180 Keine Stufe (durch gute Reposition)	78 = 43,3%	49 = 27,2%	27 = 15,0%	26 = 14,4%
59 Stufe ohne Subluxation	9 = 15,2%	15 = 25,4%	17 = 28,9%	18 = 30,5%
11 Stufe mit Subluxation und starke Verwerfung	1 = 9,0%	—	5 = 45,5%	5 = 45,5%

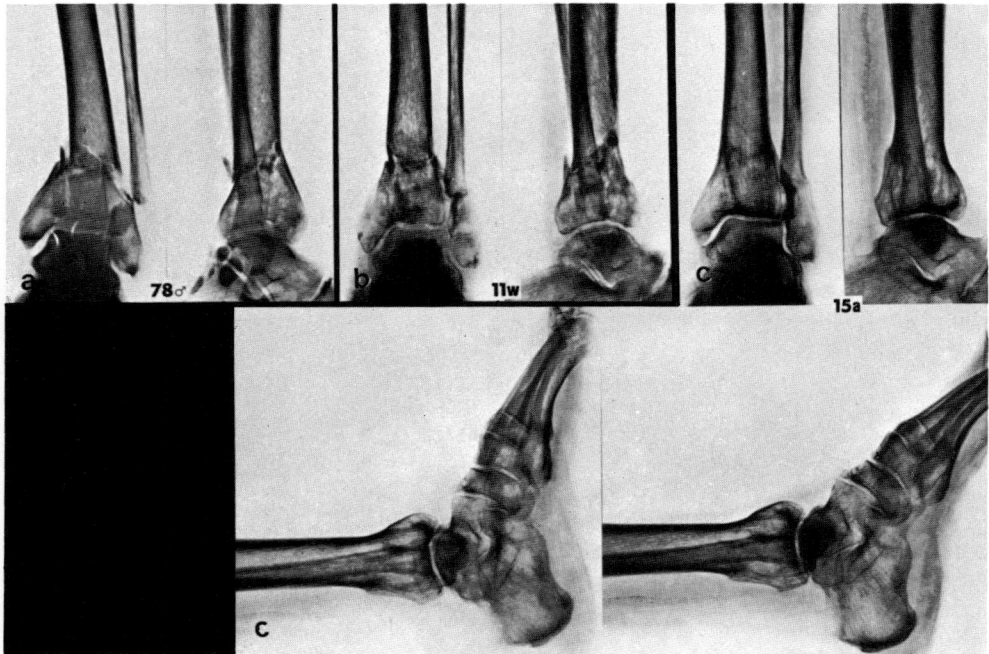

Abb. 89. a 78jähriger Pensionist, Sturz auf der Straße. Leicht offener distaler Unterschenkelbruch links (Grad I). Bruchform: Supinations- oder Varusbruch, Schweregrad II (Stufe ohne Subluxation). Behandlung: Wundausschneidung, Naht, gezielter Fersenbeindraht, Reposition, Oberschenkelgips, Dauerextension 5 kg durch 6 Wochen, dann 5 Wochen Oberschenkelgehgipsverband. Wundheilung pp, **b** Röntgenkontrolle bei Gipsabnahme nach 11 Wochen: Achsengerecht, keine Gelenksstufe, mäßige Knochenatrophie, **c** bei der Nachuntersuchung nach 15 Jahren (Privatunfall) (Pat. ist *jetzt 93 Jahre alt* und unser ältester nachuntersuchter Patient). Auswertung der Befragung: Gut. Oberes Sprunggelenk seitengleich beweglich, unteres Sprunggelenk 1/2 behindert, Knöchelgegend 1 cm verdickt, Wade 1 cm Muskelschwund, keine Varicen. Keine Gelenksstufe, keine Arthrose

Beispiele für Nachuntersuchungsergebnisse von Brüchen der Bruchform Gruppe VI — Trümmerbrüche (Abb. 90–95).

Abb. 90. a 62jähriger Buchdrucker, als Fußgänger von PKW niedergestoßen. Offener (Grad I) distaler Unterschenkelbruch rechts. Bruchform: Trümmerbruch, Schweregrad III (Stufe mit Subluxation). Behandlung: Wundausschneidung, Naht, gezielter Fersenbeindraht, Oberschenkelgips, Extension 5 kg durch 6 Wochen, dann Oberschenkelgehgipsverband für weitere 8 Wochen. Wundheilung pp, **b** Röntgenkontrolle nach 1 Jahr: Bruch knöchern geheilt, ap achsengerecht, seitlich Antekurvation von 7–10 Grad. Leichte Arthrose, **c** bei der Nachuntersuchung nach 8 Jahren (Arbeitsunfall) Auswertung der Befragung: Gut. Oberes Sprunggelenk 20 Grad behindert, unteres Sprunggelenk frei. Mittelstarke Arthrose

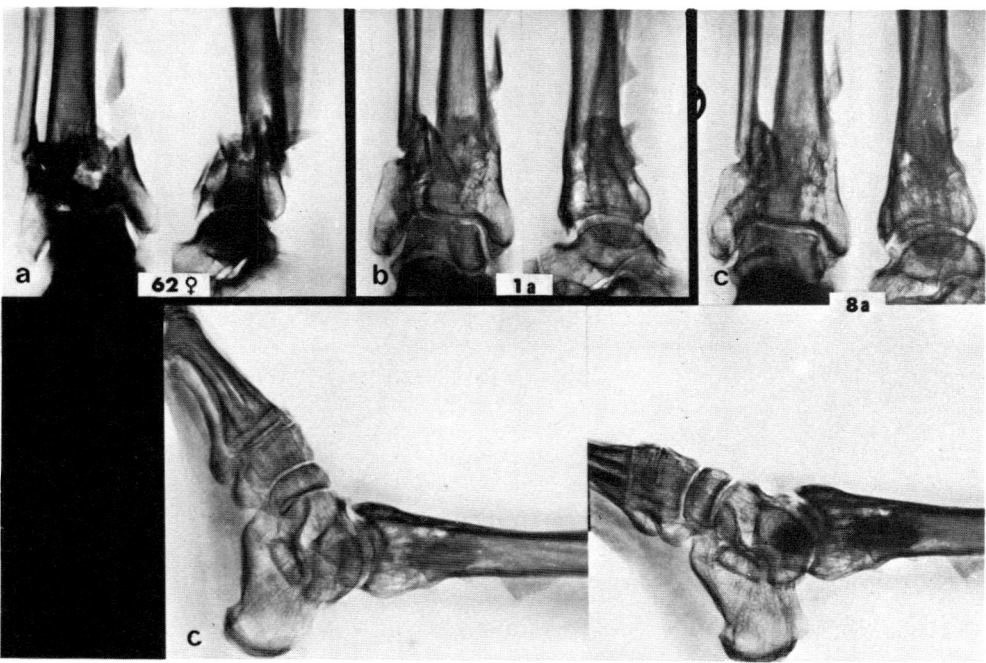

Abb. 90

Folgerungen

Faßt man wieder alle Arthrosen zusammen und stellt sie den Fällen ohne Arthrosen gegenüber, so ergibt sich:
1. Knapp über die Hälfte aller Fälle, die ohne Stufe zur Heilung kommen, bleiben ohne Arthrose.
2. Bleibt eine Stufe ohne Subluxation bestehen, muß man mit einer Arthrosehäufigkeit von über 4/5 rechnen, wobei 1/3 mittelschwere und schwere Arthrosen sind.
3. Bei Stufen mit Subluxation entstehen sogar 90% Arthrosen und zwar nur mittelschwere und schwere.
4. Der Einfluß guter Reposition auf das Fehlen von Arthrosen ist somit eindeutig.
5. Es können allerdings von den primär im Gelenk verschobenen durch Reposition nur knapp über 40% vor einer Spätarthrose bewahrt werden. Es sind dies die Fälle, die durch ein schweres Trauma entstehen und bei denen man eine primäre Knorpelschädigung annehmen muß. Hingegen bleibt 3/4 der primär im Gelenk nicht verschobenen Fälle Fälle ohne Arthrosen (leichteres Trauma).
6. Dies ist wieder der Beweis, daß für die Einteilung des Schweregrades der Zustand des Gelenkes zur Zeit des Unfalles der beste Gradmesser für die Schwere der Verletzung ist.

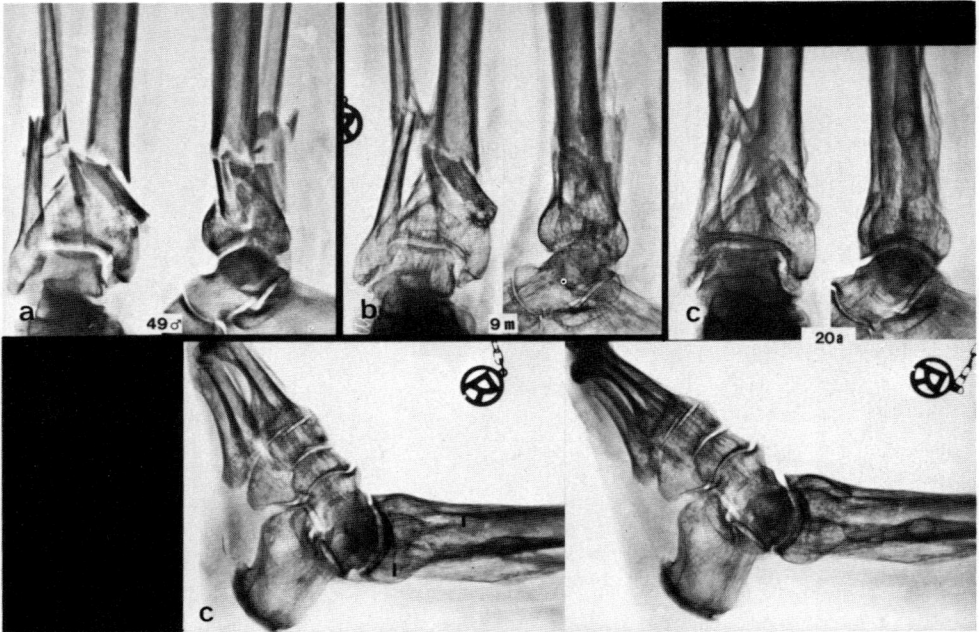

Abb. 91. a 48jähriger Monteur, Leitersturz. Geschlossener distaler Unterschenkelbruch rechts. Bruchform: Regelloser Trümmerbruch, Schweregrad III (starke Verwerfung mit Subluxation), Seitenverschiebung 1/3 Schaftbreite. Behandlung: gezielter Fersenbeindraht, Reposition, Extension 4 kg durch 6 Wochen, dann Oberschenkelgehgipsverband für 6 Wochen, **b** Röntgenkontrolle nach 9 Monaten: Heilung callös mit Valgus 3–5 Grad, Seitenverschiebung um Corticalisbreite. Stufe im Gelenk 3 mm, **c** bei der Nachuntersuchung nach 20 Jahren (Arbeitsunfall) Auswertung der Befragung: Schlecht. Starke Varicen mit recidivierenden Unterschenkelgeschwüren. Knöchelgegend 4 cm verdickt, keine Muskelatrophie, oberes Sprunggelenk 30 Grad behindert, unteres Sprunggelenk 1/2 bis 3/4 eingeschränkt. Schwere Arthrose

▶

Abb. 92. a 47jähriger Straßenbahner, Leitersturz. Geschlossener distaler Unterschenkelbruch links. Bruchform: Regelloser Trümmerbruch, Schweregrad III (starke Verwerfung mit Subluxation). Behandlung: Gezielter Fersenbeindraht, Reposition, wobei der stark verlagerte vordere Keil mit einem Einzinker eingerichtet werden muß. Dauerzug 5, dann 4 kg durch 6 Wochen, Oberschenkelgehgipsverband für weitere 8 Wochen, **b, c** Röntgenkontrolle nach 2 und 5 Jahren: Ideale Gelenksverhältnisse, achsengerechte Heilung, leichte Arthrose, **d** bei der Nachuntersuchung nach 17 Jahren (Arbeitsunfall) Auswertung der Befragung: Gut. Oberes Sprunggelenk 10 Grad behindert, unteres Sprunggelenk 1/4 behindert, keine Schwellung, kein Muskelschwund, leichte Arthrose

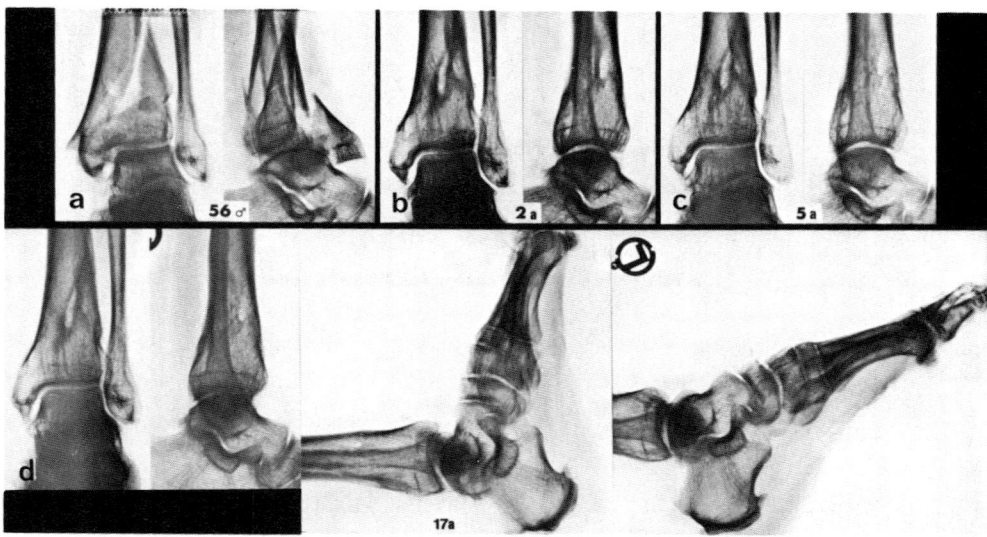

Abb. 92

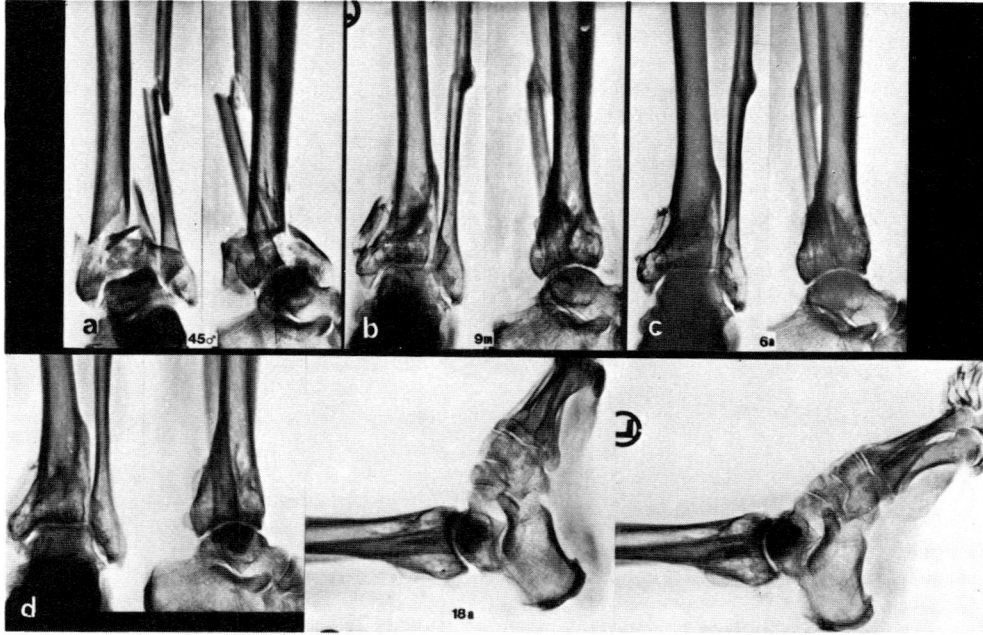

Abb. 93. a 48jähriger Straßenbahner, Leitersturz, geschlossener distaler Stauchungsbruch links. Bruchform: Regelloser Trümmerbruch, Schweregrad III (starke Verwerfung mit Subluxation). Behandlung: Gezielter Fersenbeindraht, Reposition, Dauerextension 5, später 3 kg für 6 Wochen, dann Oberschenkelgipsverband für weitere 8 Wochen, **b** nach 9 Monaten: Heilung achsengerecht, ideale Gelenksstellung, **c** nach 6 Jahren, Heilung achsengerecht, **d** nach 18 Jahren bei der Nachuntersuchung (Privatunfall) Auswertung der Befragung: Sehr gut. Oberes Sprunggelenk 1/2 behindert, keine wesentliche Zunahme der Arthrose

124

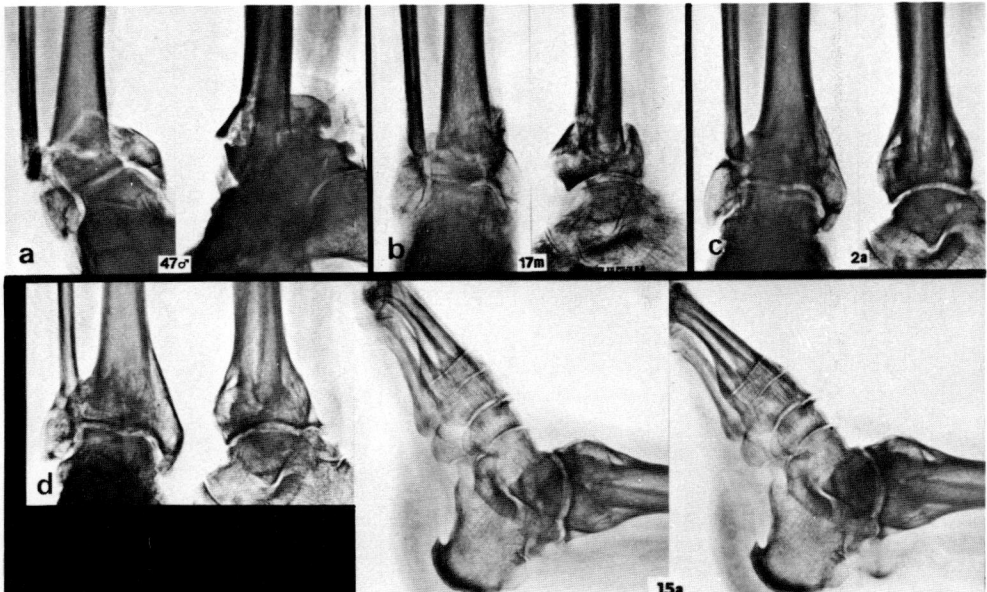

Abb. 94. a 47jähriger Ingenieur, Autozusammenstoß. Schwerst offener (Grad III) distaler Unterschenkelbruch rechts. Bruchform: Trümmerbruch, Schweregrad III (starke Verwerfung). Vorbestehend: Kriegsverletzung im Sprunggelenksbereich mit deutlicher Arthrose (im Primärbild) am Innenknöchel zu erkennen. Behandlung: Wundausschneidung, Naht, gezielter Fersenbeindraht, Oberschenkelgips, Extension 5kg. Der Fersenbeindraht wurde falscherweise zu weit nach vorne in den Fersenbeinkörper gebohrt, dadurch konnte die Antekurvation nicht in einfacher Weise korrigiert werden. Wundheilung pp, **b** Röntgenkontrolle nach 17 Monaten: Bruch callös geheilt, ap achsengerecht, seitlich Antekurvation 10 Grad. Mittelschwere Arthrose, Knochenatrophie, keine wesentliche Gelenksstufe, **c** Röntgenkontrolle nach 2 Jahren: Arthrose verstärkt, knöcherne Heilung, **d** bei der Nachuntersuchung nach 15 Jahren (Arbeitsunfall) Auswertung der Befragung: Schlecht. Oberes und unteres Sprunggelenk fast steif, Schwellung der Knöchelgegend 4 cm, Muskelschwund an der Wade 4 cm. Schwere Arthrose

▶

Abb. 95. a 39jähriger Landwirt, Sturz vom Heuwagen. Schwerst offener (Grad III) distaler Unterschenkelbruch rechts. Bruchform: Trümmerbruch (Zertrümmerung der vorderen und hinteren Schienbeinhälfte) Schweregrad III (Stufe mit Subluxation − Zertrümmerung). Behandlung: Gezielter Fersenbeindraht, Wundausschneidung, Reposition, Minimalosteosynthese der Hauptbruchstücke mit 3 Bohrdrähten, Hautnaht, Oberschenkelgipsverband, Extension mit 5 kg für 6 Wochen. Wundheilung pp, dann Oberschenkelgehgipsverband für weitere 8 Wochen, **b** Röntgenkontrolle nach der Primärbehandlung: Keine wesentliche Stufe, achsengerecht. Man sieht seitlich den Extensionsbügel in der Unterschenkelachse (Bruch vordere hintere Schienbeinhälfte). Das nebeneinanderstehende Wadenbein läßt die erwünschte Verkürzung von 1 cm erkennen, die auch am Schienbein bestehen muß, **c** Röntgenkontrolle nach 8 Monaten: Callöse Heilung, achsengerecht ohne Gelenksstufe, noch deutliche Knochenatrophie, **d** bei der Nachuntersuchung nach 8 Jahren (Arbeitsunfall) Auswertung der Befragung: Mäßig. Oberes Sprunggelenk 35 Grad behindert, unteres Sprunggelenk 3/4 behindert. Knöchelschwellung 2 cm, Muskelschwund 2 cm, mittelschwere Arthrose. Keine Knochenatrophie

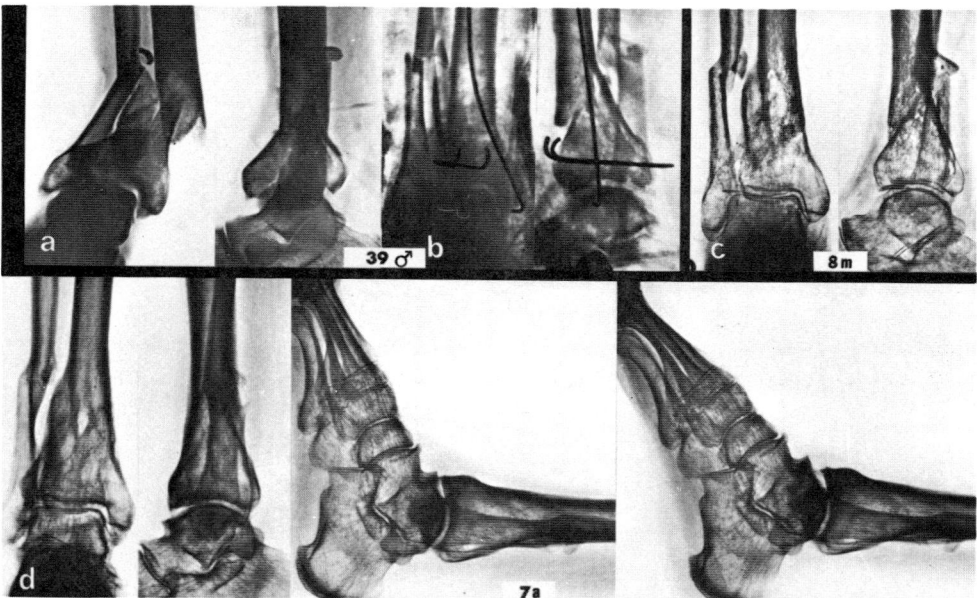

Abb. 95

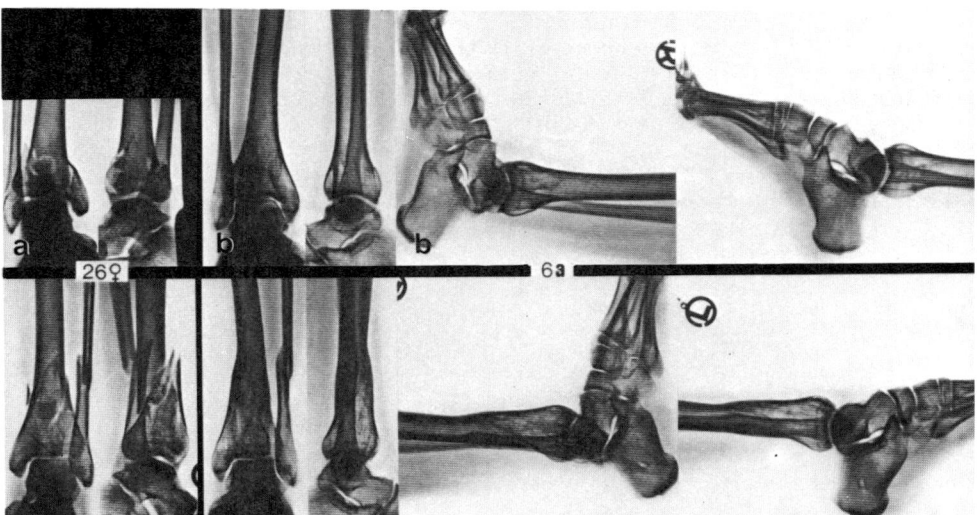

Abb. 96. a 26jährige Angestellte, Skisturz. Distaler Schiebeinbruch *rechts*. Bruchform: Supinations- oder Varusbruch, Schweregrad II (Stufe ohne Subluxation). *Links*: Distaler Unterschenkelbruch links. Bruchform: Fissur ins Gelenk, Schweregrad I (Fissur ohne Stufe). Behandlung: Bds. gezielter Fersenbeindraht, Reposition, Extension re.: 4 kg, links: 2 kg für 6 Wochen, dann Oberschenkelgipsverband für weitere 6 Wochen, b bei der Nachuntersuchung nach 6 Jahren (Privatunfall) Auswertung der Befragung: Sehr gut. Oberes Sprunggelenk re. 10 Grad behindert, li. frei. Unteres Sprunggelenk bds. frei. Keine Schwellung, kein Muskelschwund, bds. angedeuteter Varus von 3 Grad. Keine Stufe im Gelenk. Keine Arthrose

Beispiele für Nachuntersuchungsergebnisse von beidseitigen distalen Schienbeinbrüchen (Abb. 96, 97).

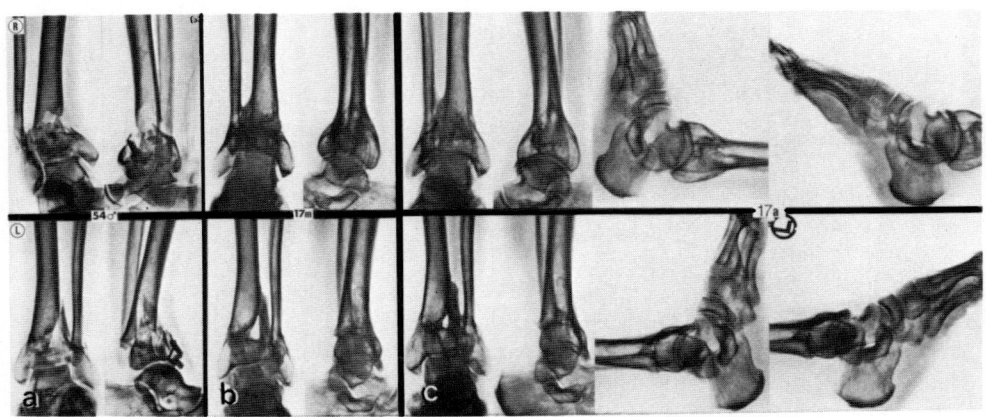

Abb. 97. a 54jähriger Monteur, Sturz aus der Höhe. *Rechts:* Offener distaler Unterschenkelbruch (Anspießung). Bruchform: Trümmerbruch, Schweregrad III (Stufe mit Subluxation). Behandlung: Wundausschneidung, Naht, gezielter Fersenbeindraht, Oberschenkelgips, 5 kg Dauerextension durch 6 Wochen, dann Oberschenkelgipsverband für weitere 8 Wochen. Heilung pp. *Links:* Geschlossener distaler Unterschenkelbruch. Bruchform: Kleiner vorderer lateraler Keil mit zentraler Subluxation, fast schon Trümmerfraktur, Schweregrad III (Stufe mit Subluxation). Behandlung: Gezielter Fersenbeindraht, Reposition, Extension 5, dann 3 kg durch 6 Wochen, dann Oberschenkelgips für weitere 6 Wochen, **b** Röntgenkontrolle nach 17 Monaten: *Rechts* achsengerecht, leichte Stufe. *Links* achsengerechte Heilung, der kleine Keil steht etwas vor, **c** bei der Nachuntersuchung nach 17 Jahren (Arbeitsunfall) Auswertung der Befragung: Mäßig re., gut links. Oberes Sprunggelenk re. 30 Grad, links 20 Grad behindert, unteres Sprunggelenk re. 1/2 behindert, links 1/4 behindert. Arthrose re. schwer, links leicht

C. Zusammenfassung

Von 1926–1953 wurden gemeinsam mit Trojan aus dem Unfallkrankenhaus Wien XX und XII 330 intraarticuläre Stauchungsbrüche am distalen Schienbeinende bearbeitet und klinisch und röntgenologisch nachuntersucht.

Nach den Erfahrungen bei diesen Fällen wurde die Behandlung etwas modifiziert und im Unfallkrankenhaus Wien XII lückenlos durchgeführt. Von 1956–1974 kamen 506 frische geschlossene und 77 frische offene zur Behandlung, insgesamt somit 583 distale Unterschenkelbrüche.

Von jedem Verletzten wurde ein Codeblatt mit 48 Punkten ausgefüllt. Die Auswertung erfolgte über einen Prozeßrechner. Es konnten so zahlreiche Parameter erfaßt und vergleichend ausgewertet werden.

Von den 583 frischen Brüchen waren 258 = 44,4% versicherte Arbeitsunfälle und 325 = 55,6% Privatunfälle. Das Durchschnittsalter lag bei 44 Jahren.

Unfallhergang: 123 = 21,1% Sturz in der Ebene, 236 = 40,5% Sturz aus der Höhe, 59 = 10,1% Verkehrsunfälle, 138 = 23,7% Sportunfälle, von fallendem Gegenstand getroffen wurden 27 = 4,6%. 109 Patienten = 18,7 hatten Nebenverletzungen.

Eine morphologische Brucheinteilung (Trojan-Jahna) beantwortet die Frage nach der Form der Brüche und somit indirekt nach dem „Wie" der Entstehung. Es fanden sich 72 Fissuren im Gelenk (Gruppe I, Abb. 1,2) = 12,3%. 100 Brüche = 17,2% der vorderen Schienbeinhälfte (Gruppe II) (Abb. I und Abb. 25, 27, 46, 49 und 62). 69 Brüche kleiner vorderer lateraler Keile mit 11,8% (Abb. II und Abb. 33, 50, 54, 63, 65, 66, 67, 68, 69, 70, 71, 72). 182 = 31,2% Brüche der vorderen und hinteren Schienbeinhälfte (Gruppe IV) (Abb. III, 11, 14–17, 21, 32, 34, 36, 52, 53, 54, 55, 73, 75, 76, 77, 78–80). 96 = 16,5% Supinations- oder Varusbrüche (Gruppe V) (Abb. IV, Abb. 4, 8, 20, 24, 26, 28, 29, 30, 31, 43, 50, 57, 81–89). 50 = 8,6% regellose Trümmerbrüche (Gruppe VI) (Abb. V, Abb. 6, 7, 9, 10, 12, 13, 37–40, 42, 58, 90–95). 14 = 2,4% atypische Bruchformen (Abb. 59).

Eine neue, sehr einfach zu erfassende *Schweregradeinteilung* (Jahna-Wittich-Hartenstein) beantwortet die Frage „wie schwer" das Gelenk und nur dieses betroffen wurde.

Wir unterscheiden 3 Schweregrade und fanden:

Schweregrad I = Fraktur ins Gelenk ohne Stufe 179 Fälle = 30,7%
Schweregrad II = Fraktur mit Stufe im Gelenk ohne Subluxation, 145 Fälle = 24,9%
Schweregrad III = Fraktur mit Stufe und Subluxation und regellose Zertrümmerungen, 259 Fälle = 44,4%

Die Schweregradeinteilung nach Rüedi, Matter und Allgöwer wurde auch von uns ausgewertet. Sie ist wesentlich schwieriger zu erfassen (8 Kriterien müssen punktemäßig beurteilt werden).

Es fanden sich :

Schweregrad   I   99 Fälle = 17% (deutlich weniger als bei unserer Einteilung)
Schweregrad II   231 Fälle = 39,6% (deutlich mehr als bei unserer Einteilung)
Schweregrad III   253 Fälle = 43,4% (entspricht zahlenmäßig ungefähr unserer Schwe-
                       regradeinteilung

Operationsindikation (Abb. 25–29)

Wir stellten eine strenge Operationsindikation und operieren nur dann, wenn durch Fixation eines oder mehrerer Keile, die gegen ein sonst unverletztes zentrales Hauptbruchstück
verschoben sind, eine exakte Reposition und Stabilisierung in einfacher Weise mit Bohrdrähten oder Schrauben erreicht werden kann. Es wurden 118 Fälle = 20,2% operiert und
465 = 79,8% konservativ behandelt.

Arten der konservativen Behandlung

1. Nur Oberschenkelgips (Abb. 1, 2) 110 Fälle = 23,7% und zwar nur einfache stabile
   nicht verschobene Stauchungsbrüche (Abb. 54 d und e, Abb. 3, 4, 5 und 85 e).
2. „Gezielter Fersenbeindraht" (Abb. 6–10), Reposition, Dauerzug, später Oberschenkelgips, 355 = 76,3%.
   Manchmal wurde bei diesen beiden Gruppen noch eine percutane Bohrdrahtfixation
der Hauptbruchstücke gemacht. (insgesamt 36mal).

Todesfälle

2 Patienten verstarben, wobei ein Patient ein polytraumatisierter Verletzter war, der am
Tag nach der Einlieferung starb. Den zweiten Verletzten verloren wir in Extension an einem Invaginationsileus.

Infektionen

Bei 9 Patienten = 1,5% kam es zu einer Infektion durch den Fersenbeindraht. Davon heilten 6 Fälle nach Ziehen des Drahtes und Anlegen eines Oberschenkelgipsverbandes ab, bei
3 Fällen war eine Incision notwendig. Bei 21 Patienten = 3,6% traten andere Infektionen
auf (16mal nach offenen Brüchen), wo 10 Fälle schwere Infektionen waren, die Incisionen
und Sequestrotomien notwendig machten (Abb. 40). 3mal mußte als Folge der Infektion
der Unterschenkel amputiert werden (Abb. 40). Nach Sportunfällen (138 Fälle) keine
Infektion.

Sekundäre Operationen

Es wurden zwei Abmeißelungen von kleinen vorderen lateralen Keilen gemacht (0,4%),
da diese die Dorsalflexion störten (dieser kleine Eingriff wäre öfters indiziert gewesen!).

Weiters wurde 12mal die Fibula osteotomiert (2,1%) und 11mal = 2% eine Arthrodese des oberen Sprunggelenkes gemacht.

Behandlungsergebnisse (Abb. 47–58)

Im Einzelnen wurde genau ausgewertet: Zustand des Gelenkes, Achsenknickung, Seitenverschiebung, wobei 6 Fälle ausgeschieden werden mußten (2 Verstorbene, 3 Amputierte und 1 Patient, der während der Behandlung ausblieb). In einer Gesamtauswertung wurde folgende Beurteilung getroffen:

Sehr gut: Keine Stufe im Gelenk, keine Achsenknickung, keine Seitenverschiebung oder nur Seitenverschiebung bis 1/4 Schaftbreite.
Gut: Stufe ohne Subluxation, keine Achsenknickung oder nur bis 5 Grad, keine Seitenverschiebung oder bis 1/4 Schaftbreite.
Mäßig: Stufe ohne Subluxation, Achsenknickung 6–10 Grad, keine Seitenverschiebung oder 1/4 und 1/2 Schaftbreite.
Schlecht: alle anderen Fälle.

Wir fanden nach Ausscheidung von 6 Fällen sehr gute Ergebnisse bei 387 Fällen = 67,1%.
Gute Ergebnisse: 116 Fälle = 20,1%
Mäßige Ergebnisse: 51 Fälle = 8,8%
und schlechte Ergebnisse: 23 = 4%.

Bei den 138 Sportunfällen allein waren die Ergebnisse noch deutlich besser (sehr gut: 105 = 76,1%, gut: 27 = 19,6%, mäßig: 5 = 3,6%, schlecht: 1 = 0,7%).

Verzögerte Heilungen oder Pseudarthrose des Schienbeins sahen wir nicht (Wichtigkeit der Erzeugung einer leichten Verkürzung (Abb. 11–16)).

Nachuntersuchungsergebnisse (Abb. 60–97)

Von den 583 Fällen konnten 316 = 54,2% im Durchschnitt 10,3 Jahre nach dem Unfall persönlich klinisch und röntgenologisch nachuntersucht werden (247 geschlossene und 42 offene Fälle). Davon waren 74 Sportunfälle! Außerdem lagen noch von 43 Verletzten = 7,4% Röntgenbilder mindestens 2 Jahre nach dem Unfall zur Beurteilung vor, sodaß von insgesamt 359 Patienten (61,6% aller Pat.) Aussagen gemacht werden konnten.

Bei der Nachuntersuchung wurden die Verletzten nach dem Schema Rüedi, Matter und Allgöwer befragt und diese Pat. nach ihrem Punktesystem ausgewertet.

Wir fanden:
Sehr gute Ergebnisse der Befragung bei 100 Fällen = 31,6% (davon 54 Sportunfälle = 61,4%).
Gute Ergebnisse: 111 Fälle = 35,1% (davon 30 Sportunfälle = 34,1%).
Mäßige Ergebnisse: 77 = 24,4% (Sportunfälle 3 = 3,4%).
Schlechte Ergebnisse: 28 = 8,9% (davon Sportunfälle 1 = 1,1%).

Bei den klinischen Ergebnissen wurde aufgeschlüsselt nach den Parametern geschlossen, offen, insgesamt und davon Sportunfälle folgendes im einzelnen ausgewertet: Beweglichkeit im unteren und oberen Sprunggelenk, Schwellung der Knöchelgegend, Muskelschwund der Wade.

Zusammenfassend ergab sich für die Beweglichkeit im unteren Sprunggelenk gute Beweglichkeit (frei bis halb behindert) 263 = 83% (bei Sportunfällen 86 = 98%), mäßige Beweglichkeit (3/4 behindert) 40 = 13% (bei Sportunfällen 1 = 1%). Schlechte Beweglichkeit (Wackelbewegung und steif) 13 = 4% (davon Sportunfälle 1 = 1%).

Für die Beweglichkeit im oberen Sprunggelenk:

Gute Beweglichkeit (frei oder bis 20 Grad behindert): 239 = 76% (bei Sportunfällen 83 = 95 %).

Mäßige Beweglichkeit (30–40 Grad behindert): 57 = 18% (davon Sportunfälle 3 = 3%).

Schlechte Beweglichkeit (mehr behindert und steif): 20 = 6% (davon Sportunfälle 2 = 2%).

Schwellung in der Knöchelgenend: Gut (keine Schwellung oder bis 1 cm geschwollen) 239 = 76% (davon 83 = 94% Sportunfälle), mäßig (bis 3 cm verdickt) 68 = 21% (Sportunfälle 5 = 6%), schlecht (über 3 cm) 9 = 3% (kein Sportunfall).

Muskelschwund der Wade

Gutes Ergebnis (kein Schwund oder bis 1 cm) 240 = 76% (Sportunfälle 78 = 89%).
Mäßig (2–3 cm) 66 = 21% (Sportunfälle 9 = 10%).
Schlecht (über 3 cm) 10 = 3% (Sportunfälle 1 = 1%).

Arthrosen bei der Nachuntersuchung:

Von 344 verwertbaren Fällen:

Hatten keine Arthrose:	161 = 46,8%
Leichte Arthrose:	81 = 23,6%
Mittelschwere Arthrose:	51 = 14,8%
Schwere Arthrose:	51 = 14,8%

Bei der Beurteilung des Einflusses des Nachuntersuchungszeitpunktes auf die Arthrose ergibt sich, daß erst 4–5 Jahre nach dem Unfall ein gewisser Stillstand oder Endzustand in der Arthroseentstehung eintritt. Nach diesem Zeitpunkt sind bei unseren Fällen nur die Anzahl der schweren „Arthrose" auf Kosten der mittelschweren „Arthrose" noch etwas angestiegen. Es wurde noch bei folgenden Parametern der Einfluß auf die Arthrose untersucht: Unfallhergang, Schweregradeinteilung nach Rüedi etc. und Jahna etc., Bruchformen, Repositionsergebnis.

Es fanden sich besonders häufig Arthrosen bei Sturz aus der Höhe (68%), offenen Frakturen (85%), Trümmerbrüchen und Brüchen mit starker Verwerfung der Gelenksfläche (94–97%), Brüchen mit schlechtem Repositionsergebnis (Stufe im Gelenk mit Subluxation 91%).

Besonders häufig keine Arthrose sahen wir nach Sportunfällen (69%), unverschobenen Brüchen und Brüchen ohne Stufe im Gelenk (79%).

D. Literaturverzeichnis

Ahne, W., Titze, A.: Abgrenzung der operativen und konservativen Indikation der distalen Stauchungsbrüche der Tibia, Kongreßbericht der Österr. Gesellschaft für Chirurgie 1977, 653–654

Allgöwer, M.: Technik der operativen Frakturenbehandlung. Berlin-Göttingen-Heidelberg: Springer 1963

Baer, W.: Über Spätergebnisse konservativ behandelter Luxationsfrakturen im oberen Sprunggelenk. Beiheft orthop. Traumatologie **13**, 408 (1966)

Bandi, W.: Zur Mechanik der supramall. intraarticulären Schienbeinbrüche des Schifahrers, Kongreßbericht, 9. Int. Kongreß für Schitraumatologie Garmisch-Partenkirchen: Nebel-Verlag 1970

Baumgaertel, H.: Spätbeobachtungen bei konservativ behandelten Sprunggelenksfrakturen. Hefte Unfallheilkunde **91**, 252 (1967)

Böhler, J.: Möglichkeiten der operativen Behandlung schwerer Luxationsfrakturen des OSG. Hefte z. Unfallheilk. **81**, 144 (1965)

Böhler, L.: Die Technik der Knochenbruchbehandlung, 12. und 13. Auflage, Wien-München-Bern: Wilhelm Maudrich

Bonnier, P.: Les fractures du pilon tibial. Lyon: These 1961

Bonnin, J.G.: Injuries of the ankle. London: Heinemann 1960

Böttger, B.: Zur operativen Wiederherstellung des OSG. Hefte z. Unfallheilk. **81**, 174 (1965)

Brug, E., Warnecke, K., Sanatger, R.: Schwere Gelenksbrüche des distalen Unterschenkels. Chirur. Praxis **22**, 99 (1977)

Brunelli, G.: Le gravi fratture comminute chinse del piatto tibiale distale. Minerva orthop. **11**, 597 (1960)

Buck-Gramcko, D.: Zur metallischen Osteosynthese im Bereiche des OSG. Arch. orthop. Unfall-Chir. **47**, 211 (1955)

Cedell, C., Wiberer, Cr.: Division into type and surgical treatment of supination outward rotation injuries of the ankle joint series report. Arch. orthop. Scand. **36**, 336 (1965)

Conrad, R.W.: Fractures-Dislocations of the ankle joint with impaction injury of the lateral weight-bearing surface of the tibia. J. Bone Jt Surg. (Am.) **52**, 1337 (1970)

Cox, F.J.: Fractures of the ankle involving the lower articular surface of tibia. Klin. Orthop. **42**, 51 (1965)

Cox, F.J., Laxson, W.W.: Fractures about the ankle joint. Amer. J. Surg. **83**, 674 (1952)

Damm, F.: Spongiosa aus dem Tibiakopf als autologes Transplantationsmaterial. Inauguvationsdiss. Basel 1976

Danis, R.: Théorie et pratique de l'osteosynthèse. Paris: Desver, Liege, Masson 1949

Decoulx, P., Razemon, J.P., Rouselle, Y.: Fractures du pilon tibial. Rev. Chir. orthop. **47**, 563 (1961)

Destot, E.: Traumatisme du pied et ragons X., 1. Auflage 1911, 2. Auflage 1937. Paris: Masson

Düring, M., Zeugin, M., Rüedi, Th.: Vergleichende Ergebnisse nach operativer Versorgung von Pilon-tibial-Frakturen an zwei verschiedenen Kliniken. Hefte z. Unfallheilk. **131**, 158–162 (1978)

Dustmann, H.O., Pühli, W., Schulitz: Knorpelveränderungen bei Hämarthros unter besonderer Berücksichtigung der Ruhigstellung. Arch. orthop. Unfall-Chir. **71**, 148 (1971)

Ehalt, W.: Sofort-, Früh- und Spätarthrodese. Langenbecks Arch. Klin. Chirur. **276**, 334 (1953)

Forndastan, H.: Zur AO-Osteosynthese von Knöchelbrüchen, Ergebnisse nach 5 Jahren. Arch. orthop. Unfall-Chirur. **68**, 42 (1970)

Gay, R., Evrard, J.: Les fractures récentes du pilon tibial chez l'adulte. Rev. chir. orthop. **49**, 4,397 (1963)

Gedeon, P., Ficat, P.: Pilon tibial fractures indications and result. Kongreßbericht der Österr. Gesellschaft für Chirurgie 1977, 643

Grünert, H.J.: Indikation und Technik der Früharthrodese. Z. Orthop. **111**, 424 (1973)

Heim, U.: Zur operativen Technik der distalen, intraarticulären Tibiaimpressionsfrakturen. Kongreßbericht 9. Int. Kongreß für Schitraumatologie. Garmisch-Partenkirchen: Nebel-Verlag 1970

Heim, U.: Le traitement chirurgical des fractures du pilon tibial. J. Chir. (Paris) **104**, 307 (1972)

Heim, U., Pfeiffer, K.M.: Periphere Osteosynthese. Berlin-Heidelberg-New York: Springer 1972

Heim, U., Nässer, M.: Die operative Behandlung der Pilon tibial-Fraktur, Technik der Osteosynthese und Resultate bei 128 Pat. Arch. orthop. Unfall-Chirur. **86**, 341 (1976)

Jahna, H., Trojan, E.: Zur Behandlung der Stauchungsbrüche am distalen US-Ende. Klin. Medizin **11**, 313–317 (1956)

Jahna, H., Krotscheck, H., Ender, J.: Behandlung und Behandlungsergebnisse von 1130 frischen geschlossenen US-Schaftbrüchen. Hefte z. Unfallheilk. **54**, 14–92 (1957)

Jahna, H.: Die intraarticulären Stauchungsbrüche am distalen Schienbeinende und ihre Behandlung. Deutsche Orthop. Gesellschaft, 44. Kongreß, **327**, 332 (1956)

Jahna, H.: Indikationsstellung und Behandlung der intraartikulären Stauchungsbrüche am distalen US-Ende. Chirur. Praxis, Heft 3

Jahna, H., Trojan, E.: Behandlung und Nachuntersuchungsergebnisse von Knochenbrüchen mit vorderem Scheinbeinkeil. Hefte z. Unfallheilk. **92**, (1966)

Jahna, H., Wittich, H., Hartenstein, H.: Behandlung und Behandlungsergebnisse von 583 frischen intraarticulären Stauchungsbrüchen am distalen Schienbeinende. Kongreßbericht der Österr. Gesellschaft für Chirurgie 1977, 627–633

Kadolsky, A.: Die Luxationsfrakturen des oberen Sprunggelenkes. Einfluß von Richtung und Ausmaß der Verschiebung auf die Reposition. Monatsschrift, Unfallheilkunde **68**, 385 (1965)

Küntscher, G.: Zur Behandlung der schweren Verrenkungsbrüche des OSG. Monatsschrift, Unfallheilkunde **59**, 295 (1956)

Lippay, S.: Frühergebnisse operierter distaler intraarticulärer Stauchungsbrüche des Unterschenkels. Kongreßbericht der Österr. Gesellschaft für Chirurgie 1977, 659

Lugger, L.J., Hölzl, H., Oberhammer, J.: Zur Operationsindikation intraarticulärer Stauchungsformen der distalen Tibia. Kongreßbericht der Gesellschaft für Chirurgie 1977, 666–669

Merle d'Aubigne, R.: Affections traumatiques. Paris: Flammarion 1951

Möseneder, H.: Pilon tibial-Frakturen nach Schiunfällen. Kongreßbericht der Österr. Gesellschaft für Chirurgie 1977, 656–658

Mueller, M.E.: Les fractures du pilon tibial. Rev. chir. orthop. **50**, 557 (1964)

Mueller, M., Allgöwer, M., Willenegger, H.: Technik der operativen Frakturenbehandlung. Berlin-Heidelberg-New York: Springer 1963

Mueller, M., Allgöwer, M., Willenegger, H.: Manual der Osteosynthese. Berlin-Heidelberg-New York: Springer 1969

Mueller, M.: Die Verletzung des oberen Sprunggelenkes. Aktuell-Probl. Chirur. **3**, 1–24 (1972)

Müller, K.H., Prescher, W.: Posttraumatische Osteomyelitis nach distalen intraarticulären Unterschenkelfrakturen (Frakturen des Pilon tibial). Hefte z. Unfallheilk. **131**, 163–183 (1978)

Niethard, F.U., Plane, R.: Das hintere Tibiakantenfragment als prognostisches Klinikum, Arch. orthop. Unfallchirur. **87**, 213 (1977)

Nilson, B.E.: Age and sex incidence of ankle fractures. Acta orthop. Scand. **40**, 122 (1969)

Poigenfürst, J.: Offene Stauchungsbrüche am distalen Schienbeinende. Kongreßbericht der Österr. Gesellschaft für Chirurgie 1977, 644–650

Povatz, F.: Intraarticuläre Stauchungsbrüche am distalen Unterschenkel. Kongreßbericht der Österr. Gesellschaft für Chirurgie 1977, 651–652

Ramon, B., Gustilo, M.D.: Bursting fractures of the lower and of the tibia. Kongreßbericht der Österr. Gesellschaft für Chirurgie 1977

Reimers, C.: Die Brüche des fußnahen Unterschenkelabschnittes. Langenbecks Arch. Klin. Chir. **276**, 260 (1953)

Riede, U.N., Heitz, P.H., Rüedi, Th.: Gelenksmechanische Untersuchungen zum Problem der posttraumatischen Arthrose im oberen Sprunggelenk. Langenbecks Arch. Chir. **330**, 174 (1971)

Riede, U.N., Schenk, R.K., Willenegger, H.: Experimenteller Beitrag zur Erklärung der secundären Arthrose nach Frakturen des oberen Sprunggelenkes. Helv. chir. Acta **36**, 343 (1969)

Rüedi, Th., Heim, U., Zeugin, M.: Die Behandlungsmöglichkeiten der Pilon tibial-Frakturen aus der Sicht der Spätergebnisse. Kongreßbericht der Österr. Gesellschaft für Chirurgie 1977, 634–636

Rüedi, Th., Matter, P., Allgöwer, M.: Die intraartikulären Frakturen des distalen Unterschenkelendes. Helv. Chirur. Acta **35**, 556 (1968)

Rüedi, Th.: Frakturen des Pilon tibia, Ergebnisse nach 9 Jahren. Arch. orthop. Unfallchirur. **76**, 248–254 (1973)

Rüedi, Th., Allgöwer, M.: Fractures of the lower and of the tibia into the ankle joint. Injury **1**, 92 (1969)

Ruoff, A.C., Snider, R.L.: Explosion fractures of the distal Tibia with major articular involvment. J. Trauma **11**, 866 (1971)

Rüter, A.: Einteilung und Behandlung der Frakturen des Pilon tibial. Hefte z. Unfallheilk. **131**, 142–157 (1978)

Schmid, H.: Konservative und operative Behandlung distaler intraartikulärer Tibiafrakturen und ihre Ergebnisse. Bruns Beiträge, Klin. chirur. **218**, 633 (1971)

Stampfel, O., Mähring, M.: Komplikationen und Ergebnisse 48 operierter Pilon-tibial Stauchungsfrakturen. Kongreßbericht der Österr. Gesellschaft für Chirurgie 1977, 639–642

Trojan, E., Jahna, H.: Indikationsstellung und Behandlung der intraartikulären Stauchungsbrüche am distalen Unterschenkelende. Chir. Praxis **335** (1960)

Trojan, E., Jahna, H.: Konservative Behandlung der Brüche am distalen Ende des Unterschenkels. Langenbecks Arch. Klin. Chir. **313**, 526 (1965)

Vichard, P., Waldet, F.: Les formes des consistion entre les fractures de la malléole interne et les fractures du pilon tibial. Rev. chir. orthop. **59**, 657 (1973)

Weber, B.G.: Die Verletzungen des oberen Sprunggelenkes. Bern-Stuttgart-Wien: Huber 1972

Weber, B.G.: Behandlung der Sprunggelenks-Stauchungsbrüche nach biomechanischen Gesichtspunkten. Hefte z. Unfallheilk. **81**, 176 (1965)

Weigert, M., Friedbold, G., Klemens, H., Pachowsky, Lühman, J.: Die operative Wiederherstellung des verletzten oberen Sprunggelenkes. Arch. orthop. Unfallchirur. **75**, 14 (1973)

Witt, A.N.: Supramalleoläre Frakturen, kombiniert mit Luxations-Frakturen des OSG, ihre Gefahren für die Zirkulation und ihre Behandlung. Wiederherstellungschir. und Traum. **5**, 15 (1960)

Wittich, H., Jahna, H., Hartenstein, H.: Nachuntersuchungsergebnisse von 583 intraarticulären Stauchungsbrüchen am distalen Schienbeinende. Kongreßbericht der Österr. Gesellschaft für Chirurgie 1977, 662–665

E. Sachverzeichnis

Achsenknickung primär 11
—, Behandlungsabschluß 72
Alter der Verletzten 55
— — bei der Nachuntersuchung 88
Amputation 42, 68
Arbeitsunfälle-Privatunfälle-Sportunfälle
   55, 108
Arthrodese, primär 33
—, sekundär 48, 69
Arthrosen 105
—, geschlossene-offene Frakturen,
   Sportunfälle 108
—, nicht versicherte und versicherte Unfälle
   115
—, Repositionsergebnis 119
—, Schweregradeinteilung 117
—, Zeitpunkt der Nachuntersuchung 106

Behandlung, geschlossene Frakturen 11
—, — —, konservativ 11, 64
—, — —, —, Bohrdraht und Gips 11
—, — —, —, Extensionsdauer 24
—, — —, —, gezielter Fersenbeindraht 12
—, — —, —, Röntgenkontrollen 21
—, — —, operativ 27, 64
—,   — —,   —,   Indikation   27
—, — —, —, offene Reposition,
   Bohrdrähte 28
—, — — —, Schrauben 30
Behandlung, offene Frakturen 31
Behandlungsergebnisse, Gesamtauswertung
   73, 75
—, — u. Schweregradeinteilung nach Jahna
   etc. 77
Belastung 25
Beweglichkeit, oberes Sprunggelenk 97
—, unteres Sprunggelenk 95
Bohrdrähte, percutan 11, 64
—, offen 28, 64
Bohrdrahtfixation 11, 64
Bruch der vorderen und hinteren Schien-
   beinhälfte 5
Brucheinteilung
— nach Heim u. Näser 8
—, Trojan-Jahna 3
—, Schweregrad nach Jahna etc. 9
—, Schweregrad nach Rüedi 7
Bruchformen 3
—, morphologisch 3, 59
—, —, konservativ und operativ behandelt
   65

Bruchheilung 79
Brüche, kleiner vorderer Keil mit zentraler Subluxation 4
— von vorderen Keilen 4

Code 52, 53, 86, 87

Direktes Trauma 2, 56

Extensionsdauer 24
Extensionsdraht, richtige Stelle, ap   13
—, — —, seitlich 15, 17

Fersenbeindraht, gezielt 12, 64
Fibulaosteotomie 47, 69
Fissuren im Gelenk 3
Frakturen, geschlossen-offen 55

Gangleistung im Gehgips 25
Gehbügel 24
Gelenkzustand im Primärröntgen   8, 60
—, — u. Schweregradeinteilung nach
   Jahna etc. 61
— —, Vergleich 62
Gipsverband 11, 64

Infektion 39
—, Extensionsdraht 39, 67
—, Grade 42, 68
—, Osteosynthese 41, 68

Konservative Behandlung 11, 64
Konservative, operative Behandlung   64
—, — — u. Brucheinteilung nach Trojan-
   Jahna 65
—, — —, Schweregradeinteilung nach
   Jahna etc. 66
—, — —, — nach Rüedi 66

Literaturverzeichnis 131

Muskelschwund 101

Nachbehandlung 45
Nachuntersuchungsergebnisse 88
—, Befragung d. Nachuntersuchten 89
—, — —, Punkteauswertung 92
—, — —, — u. Schweregradeinteilung 94
—, klinische 95
Nachuntersuchungsergebnisse
—, —, Muskelschwund 101

−, −, oberes Sprunggelenk 97
−, −, Schwellung 99
−, −, unteres Sprunggelenk 95
−, −, Zusammenfassung 103
−, röntgenologische 104
−, −, Arthrosen 105
−, −, −, geschlossene-offene Brüche −
    Sportunfälle 108
−, −, −, nicht versicherte und versicherte
    Unfälle 115
−, −, −, Repositionsergebnis 119
−, −, −, Schweregradeinteilung nach
    Jahna etc. 117
−, −, −, Unfallhergang 115
−, −, −, Zeitpunkt 106
−, −, Pseudarthrosen 104
Nebenverletzungen
−, alle 58
−, andere 58
−, der gleichen Extremität 57

Operation, primär 27, 64
−, sekundär 46, 69
−, −, Arthrodese 48, 69
−, −, Fibulaosteotomie 47, 69
−, −, Knochenabmeißelung 46, 69
Operationsindikation 27
operative Behandlung 27, 64
Osteosynthese 27, 28, 30, 64

Pilon tibial 7
Pseudarthrosen 104, 79

Repositionsergebnis, Gelenk 70
−, − u. Schweregrad nach Jahna etc. 71
−, − −, Rüedi etc. 71
−, − u. Arthrose 119
Röntgenkontrolle 21
Rotation, in Extension 19
−, im Gips 24

Schweregradeinteilung 10
− nach Jahna etc. 9, 61
− nach Jahna etc. und Arthrose 117
− nach Rüedi etc. 7, 60, 62
Seitenverschiebung, primär 9, 63
−, bei Behandlungsabschluß 73
Sonderbruchformen 7
Stürze 2, 56

Todesfälle 66
Trümmerbrüche 6

Unfallhergang 2, 56
− und Arthrose 111
−, Vergleich mit Heim etc. und Rüedi
    etc. 56

Varus- oder Supinationsbrüche 6
Verkehrsunfälle 2, 56
Verkürzung 10, 31

Zahl der Fälle 54
− − bei der Nachuntersuchung 88
Zeitpunkt, Nachuntersuchung 88
−, − und Arthrose 106
Zuggewicht 19, 21
Zusammenfassung 127

Hefte zur Unfallheilkunde

Beihefte zur Zeitschrift
„Unfallheilkunde/Traumatology"

Herausgeber: J. Rehn, L. Schweiberer

Heft 129

40. Jahrestagung der Deutschen Gesellschaft für Unfallheilkunde e.V.

18. bis 20. November 1976, Berlin. Kongreßbericht im Auftrage des Vorstandes zusammengestellt von J. Probst
1977. 151 Abbildungen, 79 Tabellen.
XVIII, 431 Seiten
DM 120,–; US $ 66.00
ISBN 3-540-08261-1

Heft 130

12. Tagung der Österreichischen Gesellschaft für Unfallchirurgie

7. bis 9. Oktober 1976, Salzburg. Kongreßbericht
im Auftrage des Vorstandes zusammengestellt von
H. Kuderna
1978. 101 Abbildungen, 75 Tabellen.
XVIII, 426 Seiten
DM 98,–; US $ 53.90
ISBN 3-540-08598-X

Heft 131

Verletzunges des oberen Sprunggelenkes

9. Reisensburger Workshop zur klinischen Unfall-
chirurgie, 22.–24. September 1977.
Herausgeber: C. Burri, A. Rüter. Unter Mitarbeit
zahlreicher Fachwissenschaftler.
1978. 171 Abbildungen, 52 Tabellen.
XIV, 262 Seiten
DM 56,–; US $ 30.80
ISBN 3-540-08599-8

Heft 132

41. Jahrestagung der Deutschen Gesellschaft für Unfallheilkunde e.V.

17. bis 19. November 1977, Berlin. Kongress-
bericht im Auftrage des Vorstandes zusammengestellt von J. Probst
1978. 169 Abbildungen, 160 Tabellen.
XX, 508 Seiten
DM 120,–; US $ 66.00
ISBN 3-540-08832-2

Heft 133

Arthrose und Instabilität am oberen Sprunggelenk

10. Reisensburger Workshop zu Ehren von
M. E. Müller und J. Rehn, 9.–11. Februar 1978.
Herausgeber: C. Burri, M. Jäger, A. Rüter. Unter
Mitarbeit zahlreicher Fachwissenschaftler
1978. 143 Abbildungen, 74 Tabellen.
XVI, 204 Seiten
DM 58,–; US $ 31.90
ISBN 3-540-08970-5

Heft 134

13. Tagung der Österreichischen Gesellschaft für Unfallchirurgie

7. bis 8. Oktober 1977, Salzburg
Kongreßbericht im Auftrage des Vorstandes
zusammengestellt von J. Poigenfürst
1979. Etwa 119 Abbildungen. Etwa 330 Seiten
DM 98,–; US $ 53.90
ISBN 3-540-09180-7

Heft 135
M. Weinreich

Der Verkehrsunfall des Fußgängers

Ergebnisse einer Analyse von 2000 Unfällen
1979. 38 Abbildungen, 4 Tabellen. VII, 62 Seiten
DM 36,–; US $ 19.80
ISBN 3-540-09217-X

Heft 136
F. E. Müller

Die Infektion der Brandwunde

1979. 18 Abbildungen. Etwa 100 Seiten
DM 32,–; US $ 17.60
ISBN 3-540-09354-0

Heft 139
U. Lanz

Ischämische Muskelnekrosen

1979. 34 Abbildungen, 12 Tabellen. Etwa 70 Seiten
DM 38,–; US $ 20.90
ISBN 3-540-09436-9

Preisänderungen vorbehalten

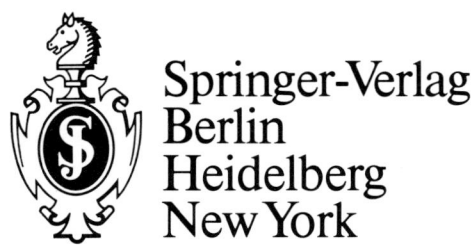

Springer-Verlag
Berlin
Heidelberg
New York

Unfallheilkunde

Traumatology

Organ der Deutschen Gesellschaft für Unfallheilkunde

ISSN 0341-5694   Titel Nr. 113

Herausgeber: M. Allgöwer, Basel; J. Böhler, Wien;
C. Burri, Ulm; G. Hierholzer, Duisburg; M. Jäger,
München; M. E. Müller, Bern; J. Rehn, Bochum;
L. Schweiberer, Homburg/Saar; H. Tscherne,
Hannover; H. Wagner, Altdorf; A. N. Witt, München

Redaktion: J. Rehn, Bochum; L. Schweiberer,
Homburg/Saar

Die Monatsschrift für Unfallheilkunde erscheint seit
1976 unter dem Namen „Unfallheilkunde/Trauma-
tology". Die Zeitschrift publiziert Originalarbeiten, die
zusammenfassende Abhandlungen, Ergebnisse der
Grundlagenforschung sowie kritische Berichte über
Behandlungsverfahren und technische Methoden bein-
halten.

Von gleicher Bedeutung sind Übersichten zu besonders
wichtigen und aktuellen, praxisnahen Themen. Etwa
viermal jährlich erscheinen Hefte, die einem bestimmten
Leitthema gewidmet sind. Übersichtsbeiträge werden in
der Regel von der Redaktion angefordert. Alle Arbeiten
erscheinen mit einer ausführlichen englischen Zusammenfassung, die alle wichtigen Daten der Beiträge
erfaßt.

Die Zeitschrift ist Organ der „Deutschen Gesellschaft
für Unfallheilkunde".

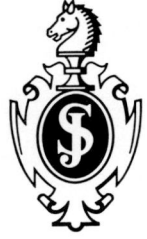

Springer-Verlag
Berlin
Heidelberg
New York

Anfrage nach einem kostenlosen Probeexemplar:
Springer-Verlag
Postfach 10 5280
D-6900 Heidelberg